Por Que Estou Doente?

◇◇◇◇◇◇◇◇◇◇◇◇◇◇◇◇◇◇◇◇◇◇◇◇◇◇◇◇◇◇◇◇◇◇

Descubra o que há de errado por meio da
DESOBSTRUÇÃO ENERGÉTICA AVANÇADA

Richard Flook

Por Que Estou Doente?

Descubra o que há de errado por meio da
DESOBSTRUÇÃO ENERGÉTICA AVANÇADA

Tradução:
Larissa Ono

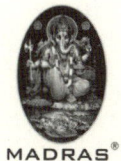

Publicado originalmente em inglês sob o título *Why Am Isick*, por Hay House, Ltd.
© 2013, Hay House.
Direito de edição e tradução para o Brasil.
Tradução autorizada do inglês.
© 2016, Madras Editora Ltda.

Editor:
Wagner Veneziani Costa

Produção e Capa:
Equipe Técnica Madras

Tradução:
Larissa Ono

Revisão:
Neuza Rosa
Jerônimo Feitosa

Dados Internacionais de Catalogação na Publicação (CIP)
(Câmara Brasileira do Livro, SP, Brasil)

Flook, Richard
Por que estou doente?: descubra o que há de errado por meio da desobstrução energética avançada/Richard Flook; tradução Larissa Ono. – São Paulo: Madras, 2016.
Título original: Why am I sick?: how to find out what's really wrong using advanced clearing energetics.

ISBN 978-85-370-1028-0

1. Medicina energética 2. Medicina holística
I. Título.

16-06577   CDD-615.851

Índices para catálogo sistemático:
1. Cura transpessoal: Medicina energética

É proibida a reprodução total ou parcial desta obra, de qualquer forma ou por qualquer meio eletrônico, mecânico, inclusive por meio de processos xerográficos, incluindo ainda o uso da internet, sem a permissão expressa da Madras Editora, na pessoa de seu editor (Lei nº 9.610, de 19/2/1998).

Todos os direitos desta edição, em língua portuguesa, reservados pela

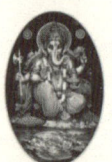

MADRAS EDITORA LTDA.
Rua Paulo Gonçalves, 88 – Santana
CEP: 02403-020 – São Paulo/SP
Caixa Postal: 12183 – CEP: 02013-970
Tel.: (11) 2281-5555 – Fax: (11) 2959-3090
www.madras.com.br

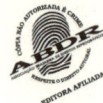

Índice

Agradecimentos 7
Prefácio por Karl Dawson e Sasha Allenby 9
Introdução: Uma Nova Compreensão 15

Capítulo 1: O Início da Desobstrução
Energética Avançada 17
Capítulo 2: Doenças, Dores ou Câncer São um Erro ou
Eles Ocorrem por Algum Motivo? 39
Capítulo 3: O Que Causa uma Doença? 53
Capítulo 4: A Doença Afeta Tudo 69
Capítulo 5: Os Seis Estágios da Doença 81
Capítulo 6: Por que as Doenças São Recorrentes 103
Capítulo 7: O Pico 117
Capítulo 8: Nosso Cérebro – O Interruptor Biológico
e o Registro de Todas as Doenças 139
Capítulo 9: Bactérias, Vírus e Fungos – Assassinos Perversos
ou Curadores Benevolentes? 159

Conclusão: O Futuro da Medicina 179
Leitura Recomendada 187
Índice Remissivo 189

Agradecimentos

Minha mãe deixou meu pai quando eu tinha 6 anos. Ela se mudou para centenas de quilômetros de distância de Bristol, região Sul do Reino Unido, onde eu morava. Quando tinha 12 anos, ela morreu de câncer e foi esse acontecimento que, no final das contas, me fez escrever este livro. Espero que a morte de minha mãe, Anne Richardson (Flook) não tenha sido em vão. Gostaria que ela pudesse estar aqui, lendo esta obra. Estou orgulhoso do fato de meu pai, Julian Flook, ver o resultado de meu esforço, pois ele me apoiou em minha busca pela compreensão.

Após o divórcio de meus pais, considerei o relacionamento com meu pai difícil de ser aceito; demorou muito tempo até que eu o perdoasse. No entanto, agora que tenho um filho, compreendo como é desafiador ser pai. Todos nós cometemos erros; afinal de contas, somos apenas humanos. Ele teve seu justo quinhão de sofrimento e problemas. Seu apoio tem sido inspirador, e se não fosse por meu pai, você não estaria lendo este livro agora.

Minha esposa, Kristin Watson-Flook, é incrível. Ela me observou e me deu assistência pacientemente nesta obra. Mal sabe ela como seu equilíbrio e sua estabilidade tornaram este livro uma realidade. Quando decidirmos mudar nosso negócio de uma empresa de treinamento em Programação Neurolinguística para o que veio a se tornar Desobstrução Energética Avançada™, ambos sabíamos que seria desafiador, e Kristin esteve comigo nos bons e maus momentos. Meu aprendizado e consultas gratuitas regulares – à medida que batalhava para compreender plenamente como a Desobstrução Energética Avançada funcionava para as pessoas no dia a dia – fez com que nossa renda caísse em dois terços em relação ao que ganhávamos com a Programação

Neurolinguística. Sinto-me contente por dizer que isso foi saldado; essa informação é muito valiosa para todos, e atualmente ofereço treinamentos em todo o mundo.

E, obviamente, quero agradecer ao meu filho, Oliver. Todos os que têm filhos compreenderão por que desejo agradecer a ele, pois nossas crianças são nossos maiores mestres.

Prefácio

Por Karl Dawson e Sasha Allenby

Enquanto Mestre de Técnicas de Liberdade Emocional (EFT),[1] estou na vanguarda da indústria do desenvolvimento pessoal há muitos anos. Assim como é para muitas pessoas, essa jornada particular começou com problemas de saúde pelos quais eu mesmo passei.

De 2001 a 2002, sofri cada vez mais de fadiga crônica, alergias diversas, inflamações e problemas relacionados ao metabolismo e ao controle dos níveis de açúcar. Enquanto me recuperava desses males, fui levado às EFT e logo me tornei terapeuta, treinador e, finalmente, Mestre EFT. Nessa época, atraí um número desproporcional de clientes e treinadores que também se recuperavam de doenças e patologias graves. O Universo dá um jeito de enviar não apenas aqueles que estão em um caminho semelhante, mas também, se prestamos atenção, a solução para nossos problemas. Enquanto eu buscava as respostas para ajudar meus clientes e minha própria cura, tive muita sorte de encontrar professores maravilhosos de todas as partes do mundo. Gary Craig, criador das EFT, foi um deles. Donna Gates, fundadora da Dieta Ecológica do Corpo, e o biólogo celular dr. Bruce Lipton foram outros mestres pioneiros e inspiradores cujo conhecimento inacreditável me ajudou a perceber e compreender as condições que eu e os outros estavam vivenciando –

---

1. EFT (Emotional Freedom Technique) é uma ferramenta de autoajuda baseada no sistema de meridianos chinês (o mesmo utilizado na acupuntura), a qual envolve tocar nas extremidades dos meridianos do corpo ao mesmo tempo em que se sintoniza e verbaliza uma questão específica de saúde ou emocional. Isso ajuda a eliminar a perturbação do sistema energético do corpo, bem como a restabelecer a saúde e o equilíbrio emocional.

problemas de saúde para os quais o modelo médico moderno não tinha solução.

Armado com fartura de informações dessas pessoas maravilhosas, desenvolvi as EFT para Treinamento de Doenças Graves, populares entre profissionais da área médica, terapeutas e leigos. Meu treinamento explana como, eventualmente, à medida que envelhecemos, nossos traumas iniciais e experiências da infância não são solucionados, geralmente manifestando-se em uma infinidade de doenças, enquanto o corpo tenta adaptar as percepções equivocadas da mente subconsciente em relação ao eu e ao ambiente. Além de identificar o problema, meu treinamento ajuda a encontrar a solução, mostrando como essas condições podem ser resolvidas por meio das EFT.

Em minha jornada, tive a sorte de conhecer e treinar com Richard Flook. Aprendi o sistema dele inestimável agora chamado de Desobstrução Energética Avançada. De tempos em tempos, consigo auxiliar clientes, alunos e pessoas que assistem aos *worshops* a localizar a causa emocional oculta de doenças com precisão e a revolvê-las com as EFT. Testemunhei ótimos resultados ao trabalhar com síndrome da fadiga crônica, artrite reumatoide, esclerose múltipla, síndrome do intestino irritável, diabetes, asma, câncer, doença de Crohn, colite, vitiligo, alopécia, hipotireoidismo, ansiedade, ataques de pânico, estresse e depressão, entre muitas outras condições físicas e emocionais. Esses resultados foram extremamente acelerados graças à Desobstrução Energética Avançada.

Há muitos anos, desenvolvi uma extensão em EFT, técnica chamada de "Reimpressão da Matriz". Em uma combinação de EFT, física quântica e desenvolvimentos das novas ciências, a Reimpressão da Matriz é uma ferramenta poderosa para a transformação pessoal. Richard, afetuosamente, se refere à Reimpressão da Matriz e à Desobstrução Energética Profunda como combinação feita no Céu! O motivo para isso é que você pode trabalhar diretamente com suas partes que sofreram danos em decorrência de traumas de vidas passadas por meio da Reimpressão da Matriz e identificar quais traumas especificamente causaram determinada doença por intermédio da Desobstrução Energética Avançada. Portanto, com uma simples análise, você pode rapidamente chegar à origem de qualquer enfermidade por meio da Desobstrução Energética Avançada e curá-la com a Reimpressão da Matriz.

Em 2008, com nossa paixão em comum de unir essas duas técnicas, Richard e eu filmamos um treinamento de três dias em que combinamos nossos conhecimentos. Richard questionou com destreza os participantes em relação a seus problemas de saúde, identificando o(s) trauma(s) da vida que os dispararam, ao mesmo tempo em que eliminava o estresse e a perturbação energética na memória e instalava mais memórias de apoio por meio da Reimpressão da Matriz.

Os resultados deste treinamento foram fenomenais! Trabalhamos com uma pessoa que assistia ao *workshop* e resolvemos seu transtorno bipolar em 50 minutos. Com a precisão da Desobstrução Energética Avançada identificamos a causa que originava a condição – três traumas do passado – e com a Reimpressão da Matriz reprogramamos esses traumas. É óbvio que poderíamos ter solucionado o problema dela apenas com a Reimpressão da Matriz, mas sem a Desobstrução Energética Avançada demandaria meses de trabalho sistemático em diferentes traumas da vida na esperança de deparar com aqueles que originaram a condição. Além disso, alguns dos traumas vivenciados não estão disponíveis à pessoa de maneira consciente; então aqueles que causam a doença podem ficar ocultos. Com a Desobstrução Energética Avançada, no entanto, condições e problemas podem ser encontrados corretamente e com precisão, permitindo resultados notáveis.

Por isso, estou muito contente por Richard ter escrito este livro. É evidente que a Desobstrução Energética Avançada é muito mais do que simplesmente solucionar traumas, e *Por que Estou Doente?* explica isso com muita precisão. Esta obra contém uma abundância de recursos para médicos, profissionais da área médica, psicoterapeutas, terapeutas holísticos e nutricionistas, bem como para aqueles que desejam identificar a origem de seus problemas de saúde. É a conexão que falta e muito desejada entre a prática terapêutica e a ciência por trás das doenças. Espero que este livro seja encontrado na estante de todos os profissionais comprometidos em ajudar seus clientes a se recuperarem. Ele, sem dúvida, estará no topo da lista de leitura recomendada em meus cursos de treinamento de Reimpressão da Matriz.

Karl Dawson, coautor de *Matrix Reimprinting Using EFT*

A exemplo de Karl, minha jornada teve início com uma doença que me debilitou, a qual me deixou acamada durante muito tempo, até o ano 2005. Naquela época, eu ainda me envolvia no modelo de realidade em que acreditava ser uma vítima azarada da síndrome da fadiga crônica.

Minha percepção inicial era a de que ela aconteceu comigo porque não tinha sorte. Na verdade, a doença pela qual passei foi simplesmente o maior presente de minha vida, que iniciou uma imensa transformação da qual serei eternamente grato por tê-la vivenciado. Porém, demorou um pouco até que minha percepção mudasse e enxergasse dessa forma; portanto, se você está lendo este livro, porque está com uma enfermidade há bastante tempo ou está apoiando alguém nessa situação, estimo que possa não compartilhar essa visão nesta etapa de sua experiência.

Meu ponto decisivo aconteceu em um dia como qualquer outro; quando me vi deitado na cama repetindo meu mantra de como minha vida era terrível, a todas as intenções e propósitos. Porém, exatamente nesse dia ouvi a mim mesmo e percebi que, embora não fosse para me culpar pelo meu sofrimento, sem dúvida estava intensificando meus pensamentos e meu comportamento. Nesse momento, assumi a responsabilidade por minha experiência e, consequentemente, por minha cura.

O que se tornou aparente foi que assumir a responsabilidade por minhas ações era muito mais fácil do que assumir o controle dos meus pensamentos. Tentei uma infinidade de técnicas de pensamento positivo, simplesmente para descobrir que, tão logo tirasse meus "olhos" de meus pensamentos, eles retornariam para os mesmos mantras de autoderrota, comum à minha condição física. Foi quando descobri as EFT (Técnicas de Liberdade Emocional). Inicialmente, fui levado à técnica, porque aprendi que poderia ajudar com minha dor física. De fato, minha primeira experiência em EFT diminuiu a dor física de minhas pernas de maneira significativa em cinco minutos – uma dor que me incomodou durante muitos anos. No entanto, muito mais profundo do que isso foi o que vim a descobrir por meio das EFT – a conexão entre infinidade de traumas que tive na vida e minha condição física. Ao conectar-me com Karl Dawson e utilizar essas técnicas para acessar traumas não resolvidos, descobri que meu corpo se curou simultaneamente.

Quando encontrei Richard Flook pela primeira vez, fiquei fascinada em aprender com precisão como esses traumas da vida poderiam estar ligados a uma condição física. Na verdade, Richard pôde destacar com precisão surpreendente a fonte de uma doença física e o trauma específico que precisava ser acessado para iniciar e estimular o retorno ao bem-estar. Isso se mostrou muito útil para minha própria cura, e eu não tinha apenas síndrome da fadiga crônica, mas também havia sido desafiado com transtorno bipolar do humor (depressão maníaca) durante vinte anos. Ao trabalhar com Karl e, posteriormente, com Richard, superei essa condição por completo e, desde então, testemunhei outras curas aparentemente "miraculosas" de inúmeras condições que não tinham solução conhecida.

Por isso, estou encantada por Richard ter escrito este livro. Espero que a cura que vivenciei não fique restrita aos reinos do milagre, e sim que se torne lugar-comum à medida que cada vez mais pessoas aprendam a ligação entre suas experiências de vida traumáticas e seu próprio processo de doença e as revolvam com a Desobstrução Energética Avançada. Esta obra é uma ótima e abrangente resposta para uma infinidade de desafios de saúde. Ela dá esperança àqueles que há muito se renderam a essa condição, bem como ferramentas práticas para solucionar os desafios que impedem pessoas de vivenciar a saúde, que é seu direito nato. Espero que todos os médicos, terapeutas alternativos, psiquiatras – todos que têm interesse relacionado à cura de outros – leiam este livro e apliquem seus princípios. Ele tem o potencial de criar uma revolução do bem-estar com a qual poderíamos apenas sonhar, e acredito que terá o lugar de maior destaque entre os livros do século XXI, pois desafia o paradigma atual e oferece um novo modelo médico de realidade.

Sasha Allenby, coautora de
Matrix Reimprinting Using EFT

Introdução

Uma Nova Compreensão

"Não há educação melhor do que a adversidade."
– *Benjamin Disraeli, primeiro-ministro Britânico (1804-1881)*

*P*or Que Estou Doente? é sobre como a energia presa no corpo pode se manifestar como doenças, problemas psicológicos ou algum outro problema ou queixa, e como uma pessoa pode conseguir identificar essa energia presa por meio da Desobstrução Energética Avançada.

Essa informação vai completamente contra o pensamento atual da medicina tradicional, embora tentando me abrir e apresentando meus motivos pelos quais acredito que o presente sistema é falho, com evidências para provar cada ponto. No entanto, a informação é controversa e destinada a fazê-lo pensar de maneira diferente em relação a doenças, por que as contraímos e como curá-las por meio de abordagens que integrem terapias tradicionais, alternativas, energéticas e complementares.

Se você está sofrendo uma doença de qualquer tipo e lê este livro para encontrar uma solução para seu problema, eu o aconselho a obter um diagnóstico médico primeiro. Se já tem um diagnóstico e está considerando certas terapias, seja tradicional, complementar, energética ou alternativa, esta obra abrirá seus olhos em relação a por que você tem essa enfermidade e os sintomas que pode estar apresentando. Assim, você pode, se quiser, encontrar alguém que trabalhe com Desobstrução Energética Avançada para se tratar em conjunto com seu médico, a fim de encontrar a solução integrativa correta para seu problema. Há um banco de dados crescente de pessoas licenciadas em <www.advancedclearingenergetics.com>.

Se você é um praticante, é igualmente importante obter um diagnóstico médico para seu cliente antes de trabalhar com qualquer doença ou problema. Um praticante de Desobstrução Energética Avançada pode ajudá-lo a responder por que seu cliente tem um problema específico; eles podem trabalhar com você para ajudar a resolver o problema oculto de seu cliente, e isso também pode significar atuar em conjunto com um médico praticante.

Portanto, o objetivo deste livro é descrever alguns dos processos por trás da Desobstrução Energética Avançada, a qual acredito explicar como a doença funciona. Se você deseja aprender mais a respeito, há muitos programas disponíveis para *download* e uma lista de cursos de treinamento presenciais em <www.advancedclearingenergetics.com>.

Capítulo 1

O Início da Desobstrução Energética Avançada

"O maior erro no tratamento de doenças é que há médicos para o corpo e médicos para a alma, embora ambos não possam ser separados."
– *Platão, filósofo grego e dramaturgo*

Era 10h30 de um dia frio de inverno do ano de 1976. Eu tinha 12 anos e subia uma pequena colina em direção a uma sala de aula na escola que frequentava em Bath, sul do Reino Unido. Lágrimas desciam pelas minhas bochechas de maneira incontrolável. Eu não conseguia pará-las, mas soluçava em silêncio. Não queria que meus amigos da escola me vissem – meninos não choram. Caminhei sozinho. Foi um dia horrível, horrível. Porém, em retrospectiva, foi importante. Foi o dia em que deveria tomar uma das decisões mais fundamentais de minha vida, uma que me moldaria e me levaria em uma jornada incrível, a qual até aquele momento não pude prever de qualquer maneira, uma decisão cuja importância não perceberia por outros 28 anos.

Meu pai me acordou naquela manhã, como fazia todos os dias. Porém, em vez de lançar a cabeça na porta em seu modo jovial comum, ele caminhou silenciosamente para dentro do meu quarto e eu pude sentir que algo estava errado, e que ele estava, obviamente, diferente. Ele se sentou por um momento, olhou para mim e balançou a cabeça lentamente de um lado para o outro. Eu ainda consigo me lembrar de seu rosto entristecido. Ele desviava o olhar enquanto falava suas palavras cheias de dor: "Não sei como lhe dizer, você sabe que sua mãe estava muito doente e sinto muito, Richard, ela morreu de madrugada"

Meus pais haviam se divorciado seis anos antes, e minha mãe havia percebido caroços em seu seio esquerdo alguns anos depois. Naquela época, ela se casou novamente e mudou para a distância de uma viagem de dez horas de carro de onde meu pai, meus dois irmãos e eu morávamos. Nós a vimos apenas ocasionalmente, e isso foi um período extremamente traumático para meus irmãos e para mim; sentíamos sua falta terrivelmente. Muito tempo depois compreendi que essa separação e preocupação em relação a seus três meninos seriam a causa de seu câncer de mama, complicações subsequentes e sua morte.

Desejando descobrir *por que* ela morreu de maneira tão trágica e tão jovem me fez iniciar uma jornada que finalmente me levou à Desobstrução Energética Avançada e a ajudar milhares de pessoas a compreender o que até os dias atuais permanece desconhecido aos médicos – por que adoecemos.

A falha da medicina tradicional

Não me leve a mal; médicos fazem um ótimo trabalho ao diagnosticar sintomas, seja doença cardíaca ou eczema, e ao tratar os sintomas com um tratamento adequado. Porém, eles ainda não conseguem nos dizer o que "ocasiona" as enfermidades.

A ciência médica (e muitas práticas alternativas e complementares) teorizam que os males é um erro do corpo e, por isso, a terapia envolve reprimir, matar ou minimizar o problema; por exemplo: radiação, cirurgia ou terapias com drogas. O diagnóstico é simples: o corpo fez algo errado; está fraco ou desequilibrado, e, como resultado, a doença atacou naquele local.

Fomos ensinados a acreditar que, além de adotar hábitos de vida saudável, a doença está além de nosso controle; não é nossa culpa e, portanto, o problema não tem nada a ver conosco. O que pensamos não tem nada a ver com a doença. A mente e o corpo não estão conectados. E com essa crença a maioria das pessoas recorre a seus médicos e os questionam para se sentirem bem novamente: "Corte isso, liquide isso, me dê remédios para matar os germes, faça o que deseja fazer comigo; apenas se livre disso e me faça sentir bem novamente".

Essa abordagem funcionou por muitos anos e, sem dúvida, técnicas médicas tradicionais tiveram um efeito profundo na saúde geral e longevidade do mundo nos últimos cem anos ou mais. Estimulou a indústria farmacêutica a implacavelmente desenvolver intervenções mais novas, melhores e mais dinâmicas – algumas delas brilhantes. Além disso, é o que queremos, não é? Uma pílula mágica para ativar e sermos curados; o que poderia ser mais simples? E, até recentemente, há uma falta de provas da conexão corpo-mente, então quem pode culpar os médicos ou a indústria farmacêutica ou a sociedade por esse comportamento?

No entanto, por que esse sistema de "curar" pessoas não funciona o tempo *todo*? Várias e várias vezes nos deparamos com pessoas que estão infelizes com a cultura paralisante e dispendiosa dos remédios que geralmente apenas mascaram os sintomas; e as drogas em geral criam mais efeitos colaterais do que o problema original. Também é estranho que nos últimos 20 anos médicos não mais estejam no topo da pirâmide social. Honrados no passado por suas habilidades mágicas para curar qualquer sofrimento, agora é mais provável que sejam processados por má prática do que saudados como curadores.

Há também o fato de termos uma indústria farmacêutica enorme, a qual atua como uma parte maciça na sociedade, mantendo a política de saúde do governo concentrada em apenas um sistema de cura – utilizando resoluções químicas para tratar doenças, quando claramente há uma riqueza de evidências que provam que essa abordagem química considera apenas uma pequena parte do quebra-cabeça da enfermidade.

O que deu errado?

Apenas consigo especular em relação à resposta àquela pergunta, pois os fatos ainda se encontram indisponíveis. No entanto, tenho algumas opiniões sobre esse assunto, e quando você concluir a leitura deste livro, acredito que possivelmente pensará da mesma forma também.

Por exemplo, você sabia que há 60 anos as intervenções médicas para o câncer eram quimioterapia, radioterapia e cirurgia? Porém, na época, ainda estava no início e era experimental. Atualmente, os mesmos tratamentos, com o acréscimo de uma pequena terapia hormonal, ainda são utilizados em pacientes com câncer. E os índices de sobrevivência, apesar das melhorias relatadas e um grande número de pesquisas ocorrendo em todo o mundo, permanecem os mesmos.

Na obra *Questioning chemotherapy*, Ralph Moss, Ph.D., discorre sobre como a quimioterapia aumenta a sobrevivência dos pacientes com câncer em 30%. Parece bom, mas o que esses 30% significam? As pessoas têm maior longevidade e não há recorrência? Como essas estatísticas são reunidas? Por meio de supervisão pessoal ou por questionários clínicos cuidadosamente controlados?

Ralph Moss explica que, em geral, os 30% citados diz às pessoas por quanto tempo elas viverão sem qualquer sinal da doença, mas não as informa se, de fato, viverão, se não tiverem se submetido à quimioterapia.

Ele ilustra esse ponto de vista ao descrever dez questionários controlados e aleatórios (os modelos de excelência da pesquisa médica) acerca da quimioterapia para o câncer de mama com linfonodos negativos, cuja taxa de recorrência caiu em cerca de um terço, mas não apresentou efeitos visíveis na sobrevivência (um exemplo dos 30% de melhoria geralmente citados).

Isso pode surpreendê-lo, visto que a mídia frequentemente veicula melhorias significativas nos tratamentos de câncer. No entanto, parece que a verdade não é tão boa como somos induzidos a acreditar. Sim, as taxas de recorrência do câncer de mama caíram em 50% nos últimos 30 anos, o que sugere que os índices de sobrevivência estão acima dos 50% em virtude dos novos tratamentos. Infelizmente, esse não é o caso, pois a maioria desses esforços se dá em virtude de melhores triagens, cessação do tabagismo e educação, e não graças a tratamentos novos e aprimorados.

Quando se leva em consideração os trilhões de dólares, em geral doados a instituições de caridade, gastos na assim chamada guerra contra o câncer (sem mencionar doenças cardíacas, diabetes e outras enfermidades comuns), essas melhorias não fazem sentido. Quantas pessoas mais têm de morrer até que a ciência médica comece a olhar para outro lugar em vez de para o fundo de uma placa de Petri, a fim de constatar que doenças são sequências disparadas por mudanças nas condições ambientais de um ser humano "vivo", e não algo que uma única célula isolada e defeituosa decide fazer sem causa, motivo ou explicação? Até uma pessoa com um gene defeituoso que subitamente desenvolve uma doença e tem histórico de boa saúde deve ter apresentado algo que disparou a mudança naquele gene.

Mesma doença, filosofia diferente

Você provavelmente deve pensar que o tratamento básico e as filosofias para a maioria das doenças são as mesmas em todo o mundo. No entanto, cada país possui uma abordagem diferente para tratar enfermidades. Por exemplo, você sabia que há quatro filosofias distintas para a causa do diabetes e, portanto, para o objetivo da pesquisa e o tratamento?

Vejamos:

- No Reino Unido, acredita-se que o diabetes seja hereditário e genético; por essa razão, muito dinheiro está sendo investido nas pesquisas de célula-tronco.
- Em outras partes do Ocidente, acredita-se que o diabetes seja ocasionado por um vírus.
- Em Israel, cientistas estão pesquisando como as células beta das ilhotas (no pâncreas, produz insulina) se comunicam entre si. Eles descobriram que essas células formam tubos e conversam, e teorizam que em diabéticos essas células estão muito ocupadas se comunicando para fazerem o que o corpo deseja que façam.
- No Oriente, há uma teoria de que o diabetes pode ocorrer em virtude de elementos-traço desequilibrados no corpo; se há muito de um elemento específico, as moléculas de insulina se unem em grupos de seis e se tornam ineficazes.

Há quatro explicações completamente diferentes quando se trata da causa do diabetes, o que também ocorre em praticamente todas as doenças. Sem dúvida, todas podem estar corretas. No entanto, o dinheiro é investido em pesquisas do que está na moda no momento naquele país específico. O que isso significa para o paciente é que a pesquisa médica é uma loteria baseada em quem tem o dinheiro, a equipe de pesquisa que pensar ser capaz de provar que algo está acontecendo e quais drogas podem ser desenvolvidas a partir dessa pesquisa. As vendas da droga pagam o investimento no estudo, e o que sobra é o lucro para a empresa. Sejamos claros: não acredito que todos estejam conspirando para fazer algo errado, mas o processo de desenvolvimento de uma cura maravilhosa não é tão idealístico quanto podemos imaginar.

Nos últimos cem anos, levamos o homem à Lua, erguemos novas construções maravilhosas e outras obras-primas da engenharia, além de termos feito coisas com tecnologia que seriam pura ficção científica na década de 1950; apenas olhe o iPad ou smartphone e você pode perceber como a tecnologia está mudando tudo em nosso mundo. Nesse ínterim, a física quântica nos diz que não somos quem imaginamos ser, e que essa matéria é apenas energia pura, ao mesmo tempo em que a mecânica quântica é capaz de explicar alguns dos fenômenos mais incríveis do mundo. Nós podemos explodir o planeta mil vezes com armas nucleares, ver coisas com ampliação de 1 milhão de vezes por meio de microscópios eletrônicos, e pela da genética podemos determinar muitos dos sinais que constituem o diagrama biológico de nossos corpos.

Apesar de todos esses avanços, a medicina permanece cega em relação às causas das doenças e parece contente com a conclusão "não conhecida".

Estado de saúde

O câncer afeta 6 a 7 milhões de pessoas em todo o mundo, e esse número está aumentando, de acordo com a Organização Mundial da Saúde (OMS).[2] É a terceira maior causa de mortes, seguida por doenças cardíacas e óbitos ocasionados por intervenções médicas. Sim, você leu certo. Intervenções médicas malsucedidas são a primeira ou segunda maiores causas de morte. As figuras são raramente mencionadas e parecem ser um segredo muito bem guardado, mas lá estão.[3]

No entanto, é óbvio que sem cuidados médicos muitas mortes desnecessárias também ocorreriam. É um paradoxo. Se a medicina moderna é introduzida em um país desenvolvido, a taxa de sobrevivência aumenta de maneira dramática. A vida das pessoas melhora; elas não morrem de cólera, maçaria ou outras doenças, como varíola. Cirurgias comuns de catarata e técnicas cirúrgicas modernas adotadas nesses países melhoram e salvam muito mais vidas. As drogas resolveram e, de fato, resolvem diversos problemas, e algumas das intervenções são realmente incríveis e definitivamente salvam vidas.

A questão sobre a qual quero falar, no entanto, é a do estresse e das doenças. Há grande número de pesquisas que indicam a existência de uma conexão entre estresse crônico e a maioria das enfermidades principais,[4] mas é, em geral, considerada uma questão discreta da mente em vez de uma causa para doenças mais sérias e problemas no corpo.

Então, por que, se o estresse está relacionado como um fator da doença, profissionais da área médica continuam a prescrever drogas

---

2. World Health Organization, Fact Sheet nº 297, *Cancer*; Disponível em: <http://www.who.int/mediacentre/factsheets/fs297/en/>. Acesso em: jan. 2013.
3. NULL, G.; DEAN, C.; FELDMAN, M.; RASIO, D.; SMITH, D. *Death By Medicine*, out. 2003. Disponível em: <http://www.webdc.com/pdfs/deathbymedicine.pdf>.
4. SEGERSTROM, S.; MILLER, G. Pshychological stress and the human immune system: a meta-analytic study of 30 years of inquiry. *Psychological Bulletin*, jul. 2004; 130(4); 601-630.

que apenas mascaram os sintomas, em vez de tratar o problema do estresse por si só?

PROBLEMAS CUTÂNEOS – ANSEIO POR SEPARAÇÃO

Em um voo para a Austrália, sentei-me próximo a Jessica, que me pediu conselhos sobre um problema cutâneo, que se manifestou por toda sua região do pescoço e tronco/barriga nas últimas quatro semanas. Problemas cutâneos como esse geralmente são ocasionados por separação. Ela me disse que seu noivo decidira ir para a Austrália para abrir um negócio. Enquanto falava, ela enrubesceu e seus olhos ficaram úmidos, então perguntei a ela: "por que você não deixa o emprego e se muda para a Austrália com ele?". Ela enrubesceu novamente e lágrimas brotaram de seus olhos. Ela claramente estava sob muito estresse. Jéssica me disse que conseguiria lidar com a situação de o noivo estar longe, mas não conseguiria suportar ficar longe da família.

Seu médico não fazia ideia do que provocara o problema cutâneo ou por que ele havia começado. Porém, era óbvio quando apresentei a ela a causa. O problema cutâneo evitou que ela sentisse a separação (você não sente a separação literalmente em sua pele porque ela paralisa; é o que chamo de "Estágio de Estresse" da doença, que discutirei com mais detalhes no Capítulo 5 (ver a página 87). Contudo, em vez de considerar que seu problema era em consequência do estresse da separação, o médico prescreveu uma pomada à base de esteroide, cujo efeito a longo prazo é o afinamento da pele e, mais provável, a exacerbação do problema.

Esse é apenas o primeiro de muitos estudos de caso que você lerá neste livro, mas a história de Jéssica é muito útil para explicar por que médicos têm dificuldade de diagnosticar um problema; isso se deve ao fato de que eles ficam adivinhando o tempo todo o que está causando o problema. Diante de um problema médico, suas únicas opções são terapias com medicamentos ou cirurgia. Geralmente não há conexão entre a mente e o corpo para revelar por que uma doença está lá e quais podem ser os próximos sintomas. As drogas prescritas por eles possuem apenas um efeito colateral seguido de outro, cuja explicação se baseia em ciência antiga, mas não é assim que o corpo se comporta.

Tais médicos que estão desgostosos por serem simplesmente traficantes de drogas têm de se reinventar e seguir uma carreira de modo diferente. Três pessoas que me vêm à mente e que foram bem-sucedidos nesse intento são dr. Deepak Chopra, autor de *Quantum healing*; dr. Christiane Northrup, que escreveu muitos livros, incluindo *Women's bodies, women's wisdom*; e dr. Carl Simonton, um dos precursores nessa abordagem moderna em que a mente e o corpo estão totalmente conectados. Ele escreveu uma obra fantástica chamada *Getting well again*.

Médicos, presos em suas práticas tradicionais, não são incentivados a olhar para outras causas possíveis de um problema. Isso significa que até em um hospital moderno o profissional lida apenas com sua especialidade, com pouca consideração por outros especialistas. Psicólogos raramente se misturam com médicos, visto que a mente não apresenta conexão notória com doenças, mesmo em um lugar em que deveria – o hospital.

Então, por que isso não está acontecendo?

Medicina significa negócio

Todos nós presumimos que um médico é tão bom quanto o próximo, mas nunca pensamos isso de um empresário ou um *designer*. Cada médico possui um caráter diferente e, uma vez que a medicina convencional se baseia em hipóteses com nenhuma ciência real para apoiar por que algo funciona ou não, médicos podem ser facilmente persuadidos. Isso se dá quando negócios entram na equação, na forma de laboratórios farmacêuticos.

Chame-me de cínico, mas o fato ainda é que o dinheiro, e não as curas, é a força motriz da indústria farmacêutica. E se eu estivesse nessa indústria, lavaria minhas mãos porque saberia que meu trabalho estaria sendo feito; bilhões de dólares de pagadores de impostos e dinheiro dos planos de saúde indo diretamente para meus bolsos. A medicina é movida a dinheiro, e se você sabe como jogar o jogo, pode ganhar a bolada com frequência.

É improvável que esse problema em relação à indústria farmacêutica, a medicina e a situação política mude. A única questão que irá aparentar mudanças é a consciência pública. Acredito que, se as pessoas começarem a fazer perguntas realmente desafiadoras quando diagnosticadas com uma doença, a medicina será obrigada a revisar suas hipóteses antiquadas em relação às doenças. As pessoas ainda não começaram a fazer essas perguntas, mas irão. E quando as fizerem, o Muro de Berlim da medicina ruirá. Prevejo que os médicos que estão mantendo esse *status quo* serão deixados sem nada, apenas com seus jalecos brancos, dizendo: "Ops! Nós erramos". A informação neste livro é desafiadora demais para eles admitirem que cometeram erros, mas inevitavelmente irão. Enquanto isso, comece a pensar nas perguntas que seu médico não consegue responder; questões simples como:

- O que ocasionou minha doença? Por que você não sabe?
- Você está afirmando que meu corpo cometeu um erro, mas por que ele fez isso comigo?
- Por que você sempre tem de remover a parte afetada? Você já pensou que ela pode estar lá por algum motivo?
- O que o torna tão seguro de que minha vida estressante não provocou essa doença e por que você não consegue provar isso?
- Como você sabe que morrerei se não fizer esse tratamento, e com base em que você afirma isso?
- Qual é a expectativa de vida para pessoas que não tomam esse medicamento?
- Por que os efeitos colaterais dessa droga parecem piores do que a doença que as drogas deveriam estar curando?
- Como você sabe que a mente não está diretamente ligada ao corpo? Prove!
- Por que não há pensamentos conexos na medicina?

Mudanças irão acontecer, mas não porque a medicina percebe que o corpo cometeu um erro ou que a mente e o corpo estão interligados. A mudança irá ocorrer por meio de forças políticas e econômicas, bem como de milhões de pessoas que fazem perguntas, apenas para ouvirem respostas que constantemente não fazem sentido.

A ligação mente-corpo

Se soa como se estivesse criticando a medicina, não, não estou. Médicos fazem um trabalho incrível e salvam milhões de vidas, mas realmente desafio seu sistema de crença obsoleto. O que acredito e procuro encontrar a verdade em meu trabalho com a Desobstrução Energética

Avançada é que já um fator que transpassa todas as doenças; há uma "causa específica" que se baseia na pesquisa e na compreensão mais recente sobre as enfermidades.

Nós sabemos que as doenças são resultado de um disparo; temos conhecimento disso, e coisas maravilhosas *estão* acontecendo na ciência à medida que ela evolui e desafia nossos paradigmas atuais de pensamento. Porém, quando se trata de medicina, essas mudanças passaram irreconhecíveis ou até desconsideradas. Tome como exemplo as conclusões da epigenética, uma nova ciência originada da pesquisa genética que está desafiando as próprias filosofias da medicina moderna em relação a como as doenças são criadas.

Professor Wolf Reik, no Babraham Institute, em Cambridge, Reino Unido, dedicou anos de estudo a esse fantasma oculto do mundo do DNA e da epigenética. Ele descobriu que simplesmente manipulando os embriões de camundongos, sem modificar seu DNA de nenhuma maneira, é suficiente para disparar "chaves" que ligam ou desligam uma expressão do gene.[5] Seu trabalho[6] demonstrou que essas chaves podem ser hereditárias, o que significa que uma "memória" traumática de um acontecimento poderia ser transmitida por gerações. Em outras palavras, um simples efeito ambiental pode ativar ou desativar a expressão de um gene, e essa mudança pode ser hereditária.

Por exemplo, um bisavô que tenha passado fome transmite uma expressão de um gene que fala para o corpo comer vorazmente quando possível e armazenar excesso de alimentos de modo que não morra de fome no futuro. Avós que limitam a ingestão de alimentos de um neto, por motivos de saúde, poderiam fazer com que o organismo da criança disparasse essa expressão hereditária de gene e a criança se tornasse clinicamente obesa.

Isso significa que uma experiência traumática sofrida por um bisavô é relembrada e transmitida de maneira inteligente por meio do conjunto de genes a um neto. Se essa criança vivenciar algo no ambiente semelhante ao que o bisavô passou, esse acontecimento dispara o mesmo padrão de aprendizado; faz com que aquele gene-chave específico, com a lembrança nele armazenada, altere sua expressão (não crie um

---

5. PATTERSON, N. The ghosts in your genes. *Horizon BBC*, 3 nov. 2005; season 42, episode 9. Disponível em: <http://www.bbc.co.uk/sn/tvradio/programmes/horizon/ghostgenes.shtml>.
6. REIK, W; SURANI, A. *Genomic imprinting: frontiers in molecular biology*, IRL Press, 1997.

novo gene nem muda sua codificação, e sim modifique o modo no qual aquele gene se expressa no corpo).

Demanda-se um longo caminho para provar que genes e o ambiente não são mutuamente exclusivos, mas inextricavelmente interligados; o ambiente afeta o gene. O ambiente liga-se ao motivo de adoecermos.

A pesquisa em epigenética também se baseia em descobertas demonstradas de que é a membrana celular, e não o DNA, a responsável por determinar como o DNA se ativa ou desativa. As células modificam sua estrutura e função com base no ambiente em que se encontram.[7]

Nossos pensamentos também afetam nosso corpo. Foi comprovado por meio de pesquisas sobre neuropeptídios que a mente e o corpo estão conectados como um só. Isso significa que, quando você pensa, afeta sua neurologia como um todo, e esta constitui a base da cinesiologia aplicada (que utiliza testes musculares para encontrar a causa das doenças e pode ser empregada na Desobstrução Energética Avançada). Atualmente sabemos muito mais sobre o corpo e o que ocorre do que na década de 1950, quando a medicina nos prometia uma pílula ou droga que poderia curar tudo.

Então, por que a fraternidade médica não aprendeu com esses avanços? É como se os médicos estivessem enterrando a cabeça na areia, tal como avestruzes, e ignorassem o que aconteceu ao seu redor nos últimos 50 a 60 anos. Um exemplo simples disso é como se você desse a alguém uma droga que deveria solucionar um problema complexo, que foi testada por meio da física newtoriana, desenvolvido por *sir* Isaac Newton (1643-1727). No entanto, atualmente sabemos que o corpo trabalha de maneira significativamente mecânica, como se descobriu na década de 1920.

Uma droga afeta todas as partes do corpo, não apenas o órgão a ser tratado. Por consequência, você tem efeitos colaterais. Neste caso, a fraternidade médica está utilizando a ciência baseada em um sistema de mais de 350 anos (física newtoriana). A literatura que explica a física quântica está disponível, mas é como se a fraternidade médica se recusasse a ouvir. A obra *A Biologia da Crença*, de Bruce Lipton, aborda muito bem essa premissa da ciência quântica aplicada à medicina.

Há muitos mais exemplos desse fenômeno do avestruz, alguns dos quais serão mencionados posteriormente. Porém, um dos mais loucos

---

7. LIPTON, B.; BENSCH, K. et al. Microvessel endothelial cell trans-diferentiation: phenotypic characterization. *Differentiation*, 1991; 46: 117-133.

é que a causa de praticamente todas as enfermidades, infecções, dores e desordens não é conhecida. É verdade; seu médico e todos os cientistas médicos por aí no mundo não sabem o que causa 99% ou a maioria das doenças. Procure em qualquer dicionário médico ou na Internet e você encontrará "a causa desta doença é desconhecida". Existem hipóteses em relação ao que causa uma enfermidade, mas elas continuam categoricamente não comprovadas.

O que parece estar acontecendo na medicina é totalmente baseado em ciência antiga e em um monte de palpites em relação ao que ocorre no interior das pessoas quando estas têm uma doença. A ciência está e esteve lá por muitos anos; porém a indústria médica se recusa a aceitar ou executar qualquer aspecto dessa nova ciência. Enquanto isso, o negócio de 50 bilhões de dólares do tratamento de câncer[8] está aumentando 15% ao ano[9] e, de acordo com artigo publicado no jornal *The New York Times*, escrito por Andrew Pollack, em setembro de 2009:

> *"Em tese, todas as empresas farmacêuticas de grande porte parecem ter descoberto o câncer, e uma parte significativa das empresas menores de biotecnologia estão também concentradas nisso. Juntas, as empresas estão despejando bilhões de dólares no desenvolvimento de drogas para o câncer"*.

Parece que a fraternidade médica não está muito interessada na causa das doenças: por que um caroço surge no seio; por que alguém tem eczema; por que uma pessoa sofre de síndrome do intestino irritável; por que um cisto aparece; por que uma pessoa sente dores crônicas nas costas. O que causa quaisquer desses problemas não pode ser explicado, portanto, a causa é ignorada, assim como é o paciente que questiona por que sua doença está lá, por que ela surgiu neste momento de sua vida. O médico não pode falar para esses pacientes porque simplesmente não sabe.

Isso propõe uma pergunta verdadeira que ninguém fez à fraternidade médica: "Como você pode alegar ter curado uma doença (e

---

8. Visiongain, *Leading Anti-Cancer Drugs*: World Market Prospects, 2011-2021, fev. 2011. Disponível em: <http://www.visiongain.com/Report/578/Leading-Anti-Cancer-Drugs-World-Market-Prospects-2011-2021>.
9. LOEWENBERG, S. *The Cost of Hope*: Doctors Weigh the Benefits of New Drugs Against Sky-high Costs, Molecular Oncology, 2010; 4(3): 302. Disponível em: <http://www.elsevierscitech.com/pdfs/molonc0910/thecostofhope.pdf>.

médicos são as únicas pessoas que podem afirmar que curam alguém), se você não sabe o que a ocasionou, para começo de conversa?"

Por favor, entenda-me. Acredito que a fraternidade médica e os médicos fazem um trabalho maravilhoso; eles são ótimos para fazer diagnósticos. Quando se quebra um membro ou se está em uma situação de emergência, por exemplo, o pronto-socorro é o lugar para onde se deve ir. A cirurgia plástica é incrível, e muitas drogas salvam vidas. É apenas a maneira falha de abordar a causa da doença que acredito que deveria mudar.

Quando jovem, eu prendia a respiração quando ouvia que a próxima cura para o câncer foi anunciada. Muitas décadas se passaram e ainda estou esperando. Na verdade, desisti. Encontrar uma pílula, droga, um soro ou tratamento é improvável de acontecer. Nós jogamos todo o dinheiro possível no câncer, mas onde está a cura? Quando todas as pessoas que enfiam as mãos nos bolsos para apoiar as diversas instituições de câncer perceberão que nenhuma droga mágica será desenvolvida para "curar" essa doença? Essa maneira de olhar para o corpo não funcionou até agora, e estou pronto para afirmar que essa abordagem não trata resultados no futuro.

Como mencionado anteriormente, nos últimos 50 anos muitas intervenções terapêuticas permaneceram as mesmas. Esses cientistas que pesquisam o câncer ainda estão olhando para o interior do corpo em busca da droga maravilhosa, em vez de olhar para fora, no contexto mais amplo, e para o que está acontecendo em seu próprio quintal. A atitude da medicina não mudou: a conexão mente-corpo não foi reconhecida; o DNA ainda é considerado culpado por todas as doenças; e a medicina ignorou muitos dos avanços desde a década de 1980. Alguns destes comprovaram que a membrana celular controla a forma na qual o DNA se expressa. Isso significa que o ambiente e tudo o que está acontecendo externamente à célula possui um forte impacto no modo em que a célula reage internamente.

O DNA é burro. Ele pode ser comparado ao disco rígido de um computador: não faz nada até que lhe falem o que fazer. Essa mensagem vem da CPU (unidade de processamento central – o principal *chip* de processamento de um computador), a qual controla como os arquivos são acessados e usados. Por que na medicina moderna a consciência, que é como a CPU, ainda não diz ao corpo o que fazer ou não independentemente da evidência inegável que prova que nossos pensamentos afetam nosso corpo? Quando se trata da chamada medicina moderna, infelizmente acredito que estamos vivendo em uma era antiga. A Desobstrução Energética Avançada desafia essa perspectiva obsoleta e é capaz de oferecer as respostas.

Como a Desobstrução Energética Avançada trata as doenças

A Desobstrução Energética Avançada utiliza um diagnóstico médico e trabalha de maneira inversa da medicina a fim de encontrar a *causa original* da doença, condição ou problema, ou seja, o acontecimento que disparou a enfermidade.

O gatilho é, em geral, uma mudança dramática no ambiente – um acontecimento que é repleto de muita energia e com o qual o corpo não tem estratégias para lidar. É algo tão estressante que faz com que o DNA mude e crie a doença. Trata-se de fatos como ser tirado do convívio com alguém que amamos, ou uma súbita mudança de comportamento (como vícios, por exemplo). As sensações traumatizam o corpo porque são muito incomuns e a pessoa não sabe como lidar com elas.

Profissionais da área médica tratam o sintoma com o propósito de se livrar da doença por meio de drogas, cirurgias, aquecimento, esfriamento ou outras terapias que fazem os sintomas desaparecerem. Na Desobstrução Energética Avançada, tratar significa ajudar a pessoa a aprender com sua condição e limpar a energia do acontecimento estressante que está presa e produziu a doença, dor ou problema psicológico. O corpo então se recupera naturalmente.

Faremos observações mais detalhadas no capítulo 3, mas agora iremos afirmar que a doença se origina de estresse, o qual podemos afirmar com veemência que nos foi transmitido por meio de fatos do passado, em geral antes de nosso nascimento e, muito comumente, de nossos pais. A maioria das pessoas concorda plenamente com isso e dizem: "Eu sempre soube que estresse causava doenças", e foi essa compreensão em conjunto com uma série de circunstâncias incomuns que me fizeram dar início à Desobstrução Energética Avançada.

Os primórdios da Desobstrução Energética Avançada

Em 1992, quando estudava PNL (programação neurolinguística), deparei com o trabalho brilhante do dr. Tad James, chamado Terapia da Linha do Tempo®. Ele afirmava que a causa do câncer era uma decisão que tomamos 12 a 36 meses antes de a doença surgir no corpo. Ele mencionava alguma obra do médico dissidente alemão dr. Geerd Hamer, e foi ao examinar essa informação que vim a perceber que parecia ser um componente energético à doença – um choque surge no cérebro e em um órgão da pessoa, com base na embriologia (ver a página 149) Ali estava uma parte de minha resposta para a morte de minha mãe, e foi a primeira coisa que ouvi em mais de 20 anos de buscas pela causa do falecimento dela que realmente fez sentido.

Continuei pesquisando esse elemento da doença durante o curso para me tonar um treinador mestre de Medicina-META®, uma ferramenta diagnóstica com base no trabalho de Hamer, a qual dá assistência a um médico treinado na compreensão do acontecimento emocional que ocasionou o surgimento de uma doença. Ela foi criada para compartilhar as informações de Hamer com um público internacional maior.

Foi próximo ao início da Medicina-META e nos anos seguintes que desenvolvi extensivamente o material. No começo, era totalmente teórico e, para ser honesto, não funcionou muito bem, pois era muito complicado e exigia treinamento médico para compreender como fazer o trabalho. No entanto, ao aplicar meu extenso conhecimento em PNL, mudei a Medicina-META consideravelmente de modo que os profissionais pudessem encontrar com facilidade o acontecimento estressante e aplicar a intervenção terapêutica.

Nesse período, também aprendi a interpretar as impressões energéticas presas que podiam ser lidas em tomografias computadorizadas do cérebro. A partir desse exame, alguém treinado na área pode ler a informação e dizer ao indivíduo o histórico completo da doença.

Eu também trabalhei com Karl Dawson, que me apresentou à Reimpressão da Matriz, e tivemos um sucesso inacreditável com uma senhora chamada Cathy quando limpamos seu transtorno bipolar em 50 minutos (você pode assistir a isso no *site* www.whyamisick.com). E fui inspirado em meu trabalho pela incrível Karin Davidson, criadora da Reconexão da Mente (www.howtotap.com), e Peter Fraser, da NES Health, que fez algumas descobertas inovadoras sobre como a mente e o corpo retêm energia presa em seu sistema. NES Health utiliza uma combinação avançada de acupuntura e homeopatia para mensurar o campo do corpo humano, proporcionando uma compreensão energética de que está acontecendo nele (www.neshealth.com).

Durante os anos seguintes, desenvolvi minhas teorias no Processo de Cura Meta. Ministrei cursos em todo o mundo e na Internet. Meus alunos começaram a notar resultados semelhantes, e eu sabia que estava em algo muito especial.

PERIMENOPAUSA – UMA HISTÓRIA DE SUCESSO RECENTE, PROBLEMAS DE FERTILIDADE

Uma de minhas alunas me consultou porque havia parado de menstruar. Ela tinha 44 anos e queria saber por que isso aconteceu tão cedo. A menopausa pode acontecer mais cedo do que o normal por causa de um choque; então perguntei à aluna se ela havia perdido uma criança. Ela respondeu que não, mas me contou que sempre quisera ter filhos, mas seu marido havia deixado claro que não os desejava.

A partir de meu conhecimento com interpretação de tomografias computadorizadas, sabia que a energia ficava presa no cérebro e no corpo em locais específicos, em conformidade com a embriologia (ver também as páginas 149-152). Do meu conhecimento de PNL também sabia que essa energia correspondia a um choque, o que significa que este deve ter um elemento visual, um som auditivo, uma sensação, um sabor ou um cheiro. Por ser um treinador de hipnoterapia, também sabia que é possível se comunicar com qualquer órgão do corpo. Então pedi para minha aluna que conversasse com os ovários. O que aconteceu depois foi incrível. Eles responderam.

Os ovários dela estavam bravos porque ela sempre colocou o trabalho acima da família. Então pedi que a aluna fosse ao local do cérebro que representava os ovários. Novamente, mais informações sobre quão perdida ela se sentia por não ter filhos começaram a fluir. Em seguida, pedi que fosse ao coração, e o choque que deu início a todo o problema surgiu. Foi um fato que ocorreu quando ela procurava um novo apartamento com o marido. Ela mencionou algo sobre o imóvel não ser grande o suficiente caso quisessem um dia ter filhos. Foi a reação do marido que a chocou por completo. Ele ficou extremamente bravo e a repudiou dizendo que ela seria uma mãe inútil.

Nós tratamos o choque e limpamos toda a energia que rodeava esses acontecimentos, e deixamos por isso mesmo. Eu a encontrei três meses depois, e ela estava satisfeita por me dizer que seus ciclos haviam retornado. Muitas outras mudanças também ocorreram. Ela falou com o marido sobre o acontecimento que a chocara. Felizmente, ele foi incrivelmente compreensivo, e o casal começou a tentar uma criança, mas também conversaram sobre adoção. Ela me contou que tudo mudou de uma maneira realmente inacreditável naquele dia.

Em junho de 2001, viajei novamente para a Espanha a fim de encontrar Peter Fraser. Nos anos anteriores me dediquei integralmente ao desenvolvimento das técnicas que aceleraram o processo de busca dos choques por meio de infoceuticals cerebrais da NES (frascos especiais de água com energia específica que se comunicam com as diferentes camadas embrionárias) e um infoceutical, chamado Liberator, que pode ser usado para liberar energia retida.

Peter havia trabalhado para integrar seus princípios energéticos do campo do corpo humano no trabalho de Escalonamento Global de Hartmut Müller. O Escalonamento Global explica matematicamente a escala e a vibração de tudo, por exemplo, como os átomos se agrupam para formar componentes, e por que nossos órgãos são do tamanho perfeito para nossos corpos, exatamente pelo mesmo motivo que os planetas têm o tamanho que apresentam. Juntos eles foram capazes de finalmente combinar o que realmente acontecia dentro do corpo quando uma doença ocorria. Não foi como nenhum de nós pensara originalmente; na verdade, foi mais bonito. Nenhum de nós realmente compreendia plenamente o que descobrimos naquele dia, mas ambos sabíamos que era profundo, pois era matemático por natureza, e significava que pudemos compilar por que, como e o que o corpo faria em seguida em caso de doença.

Em agosto de 2002, quando estava na Austrália na companhia de Rose Hayman e Cyril Bourke, da ZapHouse, compreendi o que Peter e eu concluímos. Ainda é um trabalho inacreditável, e irei compartilhar mais sobre isso no meu próximo livro, *How Can I Heal?*.

A peça final do quebra-cabeças veio de Charles Matthew, que treinou com dr. Tad James e me mostrou algumas técnicas interessantes para limpar a energia em nível profundo. Decifrei suas técnicas e as integrei por completo em meu trabalho anterior, combinando-as em um conjunto simples, embora profundo, de ensinamentos – Desobstrução Energética Avançada –, que literalmente transforma a dor em aprendizado.

Como a Desobstrução Energética Avançada funciona

Em minha pesquisa com Peter Fraser, da NES Health, determinamos que durante o acontecimento chocante original, o corpo se comunica com o cérebro e as vísceras, que, por sua vez, decidem qual é o órgão mais apropriado para lidar com o fato. Cada órgão é escolhido com base na embriologia (como desenvolvemos a partir de um óvulo até um feto; ver as páginas 149-151); basicamente, como somos feitos. O órgão então trabalha, alterando-se como parte de todo o processo. Alguns exemplos simples disso seriam:

- As vísceras lidam com algo que você não consegue digerir, causando, por exemplo, Síndrome do Intestino Irritável ou intolerância a alimentos.
- A pele lida com a separação física, causando, por exemplo, eczema.
- Os músculos ou membros incapazes de suportá-lo em meio a um problema causam, por exemplo, dores nas costas ou nas articulações.
- O cérebro desequilibrado em consequência de abusos sexuais repetitivos na tenra idade causa, por exemplo, vícios em drogas ou álcool.

Após isso, uma incrível cadeia de acontecimentos acontece; o órgão escolhido se modifica para suportar a pessoa na situação, talvez por meio de crescimento, encolhimento, aumento ou redução no número de células, dependendo do trabalho com o qual esteja comprometido. Durante essas diferentes etapas vivenciamos os sintomas, os mesmos que um médico rotula como "doença".

Em Desobstrução Energética Avançada utilizamos esse modelo de coração, cérebro, órgãos e vísceras, e retornamos à impressão original do problema e limpamos o motivo que faz com que a energia se prenda. O resultado? O corpo volta à normalidade e a saúde recupera-se naturalmente. A saúde digestiva retorna, a pele se cura, os músculos se reconstituem e o estímulo para beber ou consumir drogas cessa.

Os primórdios de uma resposta...

A Desobstrução Energética Avançada não é uma cura; nunca curei ninguém de uma doença. A Desobstrução Energética Avançada diz respeito à transformação da dor criada por acontecimentos estressantes específicos que causam determinadas doenças em aprendizado. Ao trabalhar sintomas outrora rotulados como enfermidade, problemas psicológicos ou dores por meio de um simples questionamento é possível liberar a impressão oculta que provocou as mudanças epigenéticas a serem modificadas em nossos corpos, permitindo, assim, que o corpo conclua sua própria cura e retorne ao bem-estar.

Para mim, é importante dizer que a Desobstrução Energética Avançada não exclui um diagnóstico médico convencional. Também consideramos pontos de vista complementares, alternativos ou energéticos; todas essas disciplinas possuem algum mérito. A Desobstrução Energética Avançada pode trabalhar antes, durante e depois de qualquer intervenção terapêutica, exceto no caso de problemas emergenciais que ameaçam a vida (que exigem atenção médica imediata), e muito trabalho de reabilitação é uma espécie de resultado de acidentes. Contudo, nesse caso, o conhecimento da Desobstrução Energética Avançada pode auxiliar qualquer médico no modo de planejar uma intervenção.

A Desobstrução Energética Avançada também pode identificar o que causou a doença originalmente. Pode explicar os motivos pelos quais o corpo está demonstrando sintomas (por exemplo, o tamanho de um tumor), a duração de uma doença, por que uma enfermidade se torna crônica. Além disso, questões importantes como o motivo pelo qual uma doença aparenta ser hereditária, quais serão os próximos sintomas, em que a pessoa está dentro do processo da doença, quanto tempo uma enfermidade levará para completar seu ciclo, qual será o próximo estágio e, consequentemente, quais sintomas esperar.

Alergias, doenças crônicas ou recorrentes, retenção de líquidos, crises epilépticas, enxaquecas e paradas cardíacas podem ser explicadas. Além disso, por que mudamos nossa personalidade, natureza espiritual, reações a determinados estímulos no ambiente e por que mudamos socialmente.

Com muitas técnicas novas que surgiram a partir da Desobstrução Energética Avançada também estamos vendo clientes se curando com pouquíssimos dos sintomas dolorosos geralmente associados com o retorno ao bem-estar. Também estamos testemunhando mudanças mágicas nas personalidades das pessoas, como a depressão clínica chegando ao fim em horas, tornozelos torcidos ou fisicamente danificados curando em um dia e inchaços reduzindo bem em frente dos olhos dos clientes. Todas essas mudanças aparentemente milagrosas também podem ser explicadas cientificamente.

Além disso, a metástase (o desenvolvimento de cânceres secundários) pode finalmente ser explicada corretamente, bem como a função de micróbios, bactérias, vírus e fungos, e por que estes não são o mau, os vilões desagradáveis da natureza que devem ser eliminados a todo custo a fim de uma pessoa sobreviver (ver também a página 163). Problemas psicológicos, como depressão, bulimia, transtorno bipolar, ansiedade aguda e outras formas de neurose e psicose também possuem uma resposta e soluções energéticas.

A Desobstrução Energética Avançada é, de fato, uma maneira de limpar a impressão energética que fez uma doença surgir e, consequentemente, permite que o corpo conclua a cura dele naturalmente. Ela literalmente transforma a dor em aprendizado, pois reconhece que o corpo cria uma doença em razão de energia retida na mente, no corpo, nas vísceras e no coração. Uma vez liberada a energia presa ao encontrar o motivo para tal e aprendendo com isso, o corpo então retorna a um fluxo natural. A enfermidade se corrige por si só.

Eu conheci muitas pessoas que apenas querem uma resposta para o motivo da própria doença delas. Elas querem saber "por que estou doente?", e em minha busca para compreender a morte de minha mãe agora posso afirmar que sei o que provocou o câncer de mama dela. Sei o que fez com que este se espalhasse por suas glândulas linfáticas, seu fígado e seus ossos. Sei por que ela morreu e por que a quimioterapia, a radiação e a cirurgia não adiantaram.

CÂNCER DE MAMA – A MORTE DE MINHA MÃE, UMA INCAPACIDADE DE NUTRIR

Minha mãe desenvolveu câncer três anos depois de ter deixado os filhos; o abalo emocional que ela vivenciou quando percebeu que seus meninos não viveriam mais com ela foi demais. Ela racionalizou sua decisão, escolheu o amor sobre os filhos. Porém, ser incapaz de nutrir e estar separada de meus irmãos e de mim foram o que fez o câncer de mama surgir.

> *Os seios das mulheres são o ponto da nutrição, e, depois de o peso da separação dos três meninos começar a abrandar, o seio esquerdo desenvolveu um tumor chamado "carcinoma ductal in situ" (um tipo de câncer de mama que pode se desenvolver quando o ducto do leite começa a se recuperar). Ela lutou com mais choques por causa do diagnóstico médico e uma mastectomia, o que significava que ela não se sentia mais como mulher. Complicações ocasionadas por cirurgia, radiação e quimioterapia esgotaram a própria fonte de vida dela (a mitocôndria).*
>
> *Minha mãe deixou meu pai para ficar com outro homem, que não conseguia arcar com a alimentação e a moradia para os três meninos e ela apenas conseguia nos ver ocasionalmente, porque morava a oito horas de distância. Compreendendo que o câncer de mama dela foi causado pela separação de seus filhos e o fato de que ela poderia ter evitado foi uma revelação imensa para mim. Isso me proporcionou uma libertação mental intensa e desfecho da morte trágica dela.*

No próximo capítulo exploraremos por que as doenças acontecem. É por que contraímos um vírus, nosso DNA é defeituoso, ou por que comemos algo que estava contaminado por uma bactéria, ou poderia ser mais óbvio que isso? Ou seria por causa de algo que todos sabemos, mas a comunidade médica e até mesmo os médicos complementares e alternativos escolheram ignorar?

Capítulo 2

Doenças, Dores ou Câncer São um Erro ou Eles Ocorrem por Algum Motivo?

"Quando você trata uma doença, primeiro trate a mente."
– *Ensinamento taoista*

Repetidas vezes meus clientes me falam a mesma coisa: "Tudo estava correndo bem, minha vida estava boa e eu tive esse problema, câncer ou dor latente. Passei por muita pressão antes disso, e então, quando as coisas estavam voltando ao normal, adoeci".

Possivelmente você também tenha vivenciado isso. Após um longo período de trabalho árduo e estresse, você finalmente consegue relaxar; talvez em uma piscina ou na praia em um local exótico, com a chance de realmente se divertir, até que uma gripe ou uma gastroenterite o derruba poucos dias depois de chegar ao hotel. Por quê?

Por que o corpo faz com que uma doença ocorra? É por que ele fez algo ruim? Deus repentinamente nos dá um grande golpe porque fizemos uma promessa para nossos pais quando tínhamos 17 anos, e agora, aos 35, temos de pagar o preço? É por que nossa genética está em falta, ou nós, seres extremamente desenvolvidos, somos mais suscetíveis a doenças? Nosso corpo desconta em nós pelo fato de nossa vida ser tão estressante que cria uma doença para nos punir porque não consegue lidar com esta?

Ou haveria outro motivo? Considere por um momento, talvez simplesmente o corpo possa estar se restabelecendo depois de muito estresse pelo qual passamos?

Enquanto você considera essa questão, a história a seguir ilustra o fato de eu ter percebido que o "estresse" é a causa definitiva de doenças.

HÉRNIA DE DISCO – FALTA DE AUTOESTIMA

No último dia de maratona de um curso de dois dias de PNL voltado a negócios, em North Wales, com Kristin (minha sócia que logo depois se tornou esposa), o treinamento corria bem quando saí de meu assento, arranquei uma página do flip chart e a coloquei na parede atrás de nós. Isso significava que eu tinha de inclinar um pouco para a esquerda, não de uma maneira incomum, mas em uma que era um pouco complicada. Então ELA aconteceu. Uma dorzinha penetrou a parte inferior de minhas costas, concentrada no lado esquerdo. Isso doeu e me preocupou, então rapidamente me sentei novamente, mas a dor piorava.

De alguma maneira, e com a ajuda de Kristin, consegui concluir o curso, mas o tempo todo e nos 18 meses seguintes eu perguntava: "Por que estou doente?". Por que, quando tudo estava indo bem, minhas costas doeram? No momento, esperava que fosse apenas uma distensão muscular, mas estava assustado porque a sensação era a mesma que tive quando sofri um acidente jogando rúgbi aos 18 anos. Essa dor durou dez anos, e me livrei dela em um treinamento de PNL aos 28 anos.

Então por que eu tinha esse problema? Havia um motivo para minha dor nas costas? Por que ela estava lá? Por que ela aconteceu comigo naquele exato momento? Lembro-me de pensar vagamente nisso porque sabia que, por meio da PNL (a Desobstrução Energética Avançada ainda estava em meu futuro), a mente era conectada ao corpo. Fiz essa pergunta inúmeras vezes. Por que eu e por que agora? Qual era o propósito para esse problema debilitante acontecer comigo em um determinado momento, em especial quando tudo estava indo bem?

Meu médico diagnosticou erroneamente minha dor nas costas como espondilite anquilosante hereditária e sugeriu tratamentos invasivos, bem como medicamentos, os quais, felizmente, recusei. E, durante os 18 meses seguintes, continuei a questionar: "Por que estou sentindo dores?". Porém, apesar de ter consultado alguns dos melhores cirurgiões ortopédicos, quiropráticos e outros especialistas alternativos e complementares, eles não conseguiram me dizer o que havia causado meu problema nas costas. No entanto, àquela altura eu já não me importava. Tudo que queria era que a dor sumisse e eu conseguisse andar novamente.

Finalmente um médico treinado interpretou minha tomografia computadorizada para identificar traumas específicos em algumas regiões do cérebro e seus órgãos embrionários correspondentes no corpo (algo que posteriormente treinei para realizar). O trauma foi identificado como um fato que ocorrera alguns anos antes, que afetou seriamente minha autoestima. Consequentemente, minha dor nas costas era um resultado de me sentir incapaz de me defender sozinho e ao que acreditava ser importante.

Ao ouvir esse diagnóstico energético, tudo se encaixou no devido lugar. Antes de abrir a empresa de treinamento com Kristin, passei por um trauma com meu ex-sócio, quando ele destruiu seriamente minha autoestima quando estávamos ministrando um treinamento de PNL; era o que eu faria, era minha vida. Como consequência, decidi não manter a sociedade com ele e abrir um novo negócio. No entanto, o estresse e a insônia, em virtude do choque, durante muitos meses significaram um disco na parte inferior de minhas costas que se degenerou e, posteriormente, se tornou uma hérnia. Durante esse período, precisei ser mais flexível para lidar com o estresse, e o disco nas minhas costas estava, literalmente, me ajudando a encontrar uma maneira diferente de me ajudar durante esse problema e me impediu de permitir que pessoas me tratassem mal.

Uma vez resolvido o problema e aberto meu novo negócio, o disco se tornou hérnia. Era extremamente doloroso, impossibilitando-me de caminhar mais de dez metros sem chorar de dor. Essa dor não foi o início da doença, e sim o estágio final de um processo de cura preciso pelo qual o corpo passou. Falarei sobre ele no próximo capítulo.

Contudo, esse problema nas costas também me ensinou mais sobre mim mesmo. Desde aquela época, minha atitude perante minha vida tinha mudado drasticamente para melhor, e estou fazendo o que estou destinado a fazer. Meus problemas nas costas quase me fizeram perder tudo o que havia trabalhado em minha vida. Porém, agora não sinto dores; pratico jogging, corro, caminho e tenho uma vida completamente normal. Realizei um exame de ressonância magnética, e ele mostrou que a cartilagem não está mais pressionada contra os nervos.

Como discutido no capítulo anterior, a ciência médica não conhece a "causa" de muitas das doenças mais comuns acreditando que o corpo fez algo errado. Porém, e se a ciência médica estiver equivocada e a teoria do "erro" dele esteja, na verdade, perdendo mais vidas do que ela salva?

Deixe-nos explorar os argumentos médicos que justificam pensar dessa maneira, a começar pelos genes.

Os genes causam doenças? Todas elas são hereditárias?

A pesquisa genética não nos forneceu todas as respostas que pensávamos que poderia, por exemplo, foi descoberto um gene que cause o câncer de mama. O laboratório que descobriu isso ficou naturalmente em êxtase e patenteou os genes BRCA1 e BRACA2 (Câncer de mama tipos 1 e 2), a fim de que pudessem ser desenvolvidas terapias para "curar" o câncer de mama. No entanto, apenas 5% das mulheres com câncer de mama possuem esses genes defeituosos ou uma das 200 mutações.[10] Felizmente, como a muitas dessas promessas, a pesquisa genética não parece ser capaz de oferecer a resposta.[11]

A verdade parece estar no fato de o ambiente controlar como um gene se expressa. De acordo com uma pesquisa realizada por Bruce Lipton, famoso biólogo molecular e escritor, experimentos com células humanas demonstraram que se você fornece um ambiente saudável para as células crescerem, elas se multiplicam alegremente. Forneça um ambiente menos favorável e elas irão parar de se multiplicar e mostrarão sinais de doença: "células que eu estudava mudam sua estrutura e função com base no ambiente".[12]

No passando isso não era aparente porque a maioria dos biólogos celulares não levou em consideração as culturas de tecido em que cultivaram as células – seu ambiente.[13] O efeito que o ambiente causa em nossas vidas e, consequentemente, em nossas células foi aparentemente ignorado desde que o código genético do DNA foi descoberto em 1959. E até

---

10. CAMPEAU, P.; FOULKES, W.; TISCHKOWITZ, M. Hereditary Breast Cancer: New Genetic Developments, New Therapeutic Avenues, *Human Genetics* 2008; 124(1): 31-42.
11. WALTON, G. *Some Long-held Links Between Genes and Diseases Called into Question*, jun. 2011. Disponível em: <http://www.thedoctorwillseeyounow.com/content/public_health/art3322.html>.
12. LIPTON, B. *A Biologia da Crença*, Butterfly Editora, 2015.
13. LIPTON, B.; BENSCH, K. *et al.* Microvessel Endothelial Cell Trans-differentiation: Phenotypic Characterization, *Differentiation*, 1991; 46: 117-133.

Charles Darwin se arrependeu de ter omitido o ambiente e o efeito direto que o alimento, o clima, as interações sociais e o lugar têm sobre indivíduos, independentemente da seleção natural. Em uma carta para Moritz Wagner,[14] explorador e historiador natural alemão, Darwin escreveu:

> *"Em minha opinião, o maior erro que cometi foi não ter permitido importância suficiente à ação direta dos ambientes, ou seja, alimento, clima, etc., independentemente da seleção natural".*

Então podemos afirmar que o ambiente causa doenças? Bem, sim, as teorias apontam que isso é verdade, e parece haver inúmeras evidências que provam essa teoria.[15, 16, 17, 18, 19, 20, 21, 22, 23, 24, 25, 26, 27, 28, 29, 30] No entanto, mais pesquisas precisam ser realizadas para confirmar esse fato com certeza.

---

14. DARWIN, F. in letter to Moritz Wagner, out. 13, 1876. Disponível em: <http://www.fullbooks.com/The-Life-and-Letters-of-Charles-Darwinx29407.html>.
15. BRIGGS, D. Environmental Pollution and the Global Burden of Disease, *British Medical Bulletin,* 2003; 68:1-24
16. DOLK, H. E VRIJHEID, M. The Impact of Environmental Pollution on Congenital Anomalies, *British Medical Bulletin,* 2003; 68: 25-45.
17. JOFFE, M. Infertility and Environmental Pollutants, *British Medical Bulletin,* 2003; 68: 47-70.
18. BOFFETTA, P. e NYBERG, F. Contribution of Environmental Factors to Cancer Risk, *British Medical Bulletin,* 2003; 68: 71-94.
19. ANOOP, J. et al. Air Pollution and Infection in Respiratory Illness, *British Medical Bulletin,* 2003; 68: 95-112.
20. RUSHTON, L; ELLIOTT. P. Evaluating Evidence on Environmental Health Risks. *British Medical Bulletin,* 2003; 68: 113-128.
21. English, J. et al. Environmental Effects and Skin Disease, *British Medical Bulletin,* 2003; 68: 129-142.
22. KATSOUYANN, K. Ambient Air Pollution and Health, *British Medical Bulletin,* 2003; 68: 143-156.
23. AHLBOM, A. and Feychting, M. Electromagnetic Radiation: Environmental Pollution and Health, *British Medical Bulletin,* 2003; 68: 157-165.
24. JÄRUP, L. Hazards of Heavy Metal Contamination, *British Medical Bulletin,* 2003; 68: 167-182.
25. RUSHTON, L. Health Hazards and Waste Management, *British Medical Bulletin,* 2003; 68: 183-197.
26. FARELL, J. e NIEUWENHUIJSEN, M. Contaminants in Drinking Water: Environmental Pollution and Health, *British Medical Bulletin,* 2003; 68: 199-208.
27. ZHANG, J. e SMITH, K. Indoor Air Pollution: A Global Health Concern, *British Medical Bulletin,* 2003; 68: 209-225.
28. CULLINAN, P. e NEWMAN TAYLOR, A. Asthma: Environmental and Occupational Factors, *British Medical Bulletin,* 2003; 68: 227-242.
29. STANSFELD, S; MATHESON, M. Noise Pollution: Nonauditory Effects on Health, *British Medical Bulletin,* 2003; 68: 243-257.
30. LITTLE, M. Risks Associated with Ionizing Radiation: Environmental Pollution and Health, *British Medical Bulletin,* 2003; 68: 259-275.

Embora esse fato possa ter sido provado, por que as profissões médicas convencionais (nossos médicos), nossos médicos complementares bem treinados ou médicos alternativos ainda acreditam que o corpo cometeu um erro? A genética não pode estar totalmente errada; é muito confuso.

Sabemos que *há* muitas doenças que ocorrem em virtude da genética: fibrose cística, coreia de Huntington e beta talassemia – todas estas podem ser ocasionadas por desordens genéticas, porém desarranjos genéticos simples afetam menos de 2% da população. Por que alguém totalmente saudável de repente desenvolve uma dessas enfermidades em uma etapa mais tardia da vida, enquanto outros que possuem o gene defeituoso nunca desenvolvem a doença?

E aqui vai outro pensamento e enigmático: alega-se que doenças, como as cardíacas, câncer e diabetes são o resultado de interações complexas de genes múltiplos e fatores ambientais. Esse é o pensamento mais recente por trás desses maiores matadores da nossa civilização ocidental. Considere esse fato estranho: apenas 5% dos pacientes com problemas cardiovasculares e câncer podem atribuir sua doença à hereditariedade.[31] Dessa forma, até onde se tem conhecimento acerca das enfermidades hereditárias, e evidência não parece boa para a fraternidade do "corpo cometeu um erro".

Cientistas raramente descobrem que um gene causa um problema ou doença. Então, o que ativa esses genes? Os genes controlam o corpo ou isso é uma hipótese, e não uma verdade, como apontado no artigo intitulado "Metáfora e as funções dos genes e dsenvolvimento".[32]

O fator ambiental

O fato é que *não* há eventos científicos que comprovam que os genes controlam o corpo. Então, se não são os genes, o ambiente poderia ser a causa? Temos que fazer esta pergunta: as células podem mudar, da mesma forma que o ambiente muda? A expressão do gene pode ativar e desativar com base nas condições ambientais? Muito embora a ciência tenha comprovado com sucesso que o corpo não cometeu um erro, praticamente todas as pesquisas médicas atuais ainda se concentram

---

31. WILLETT, W. Balancing Lifestyle and Genomics Research for Disease Prevention, 2002: 296; (5568): 695-698 DOI: 10.1126/science.1071055 (Willett, 2002).
32. NIJHOUT, N. Metaphors and the Role of Genes in Development, Department of Zoology, Duke University, Durham, North Carolina 27706, 1990; 12(9): 441-446. Disponível em: <http://www.ncbi.nlm.nih.gov/pubmed/1979486>.

na premissa de que o corpo está fazendo – ou fez – algo errado. Como exemplo cita-se o fato de a maioria das pesquisas sobre o câncer ainda tentar encontrar o elemento ou gene defeituoso no corpo, ou estudar os efeitos de aniquilar a célula cancerígena por meio da quimioterapia.[33]

Genes "defeituosos" não têm nada a ver com o crescimento rápido do câncer de mama ou de qualquer outro tipo desta doença. No câncer de mama, os genes "ruins" são descritos como funções do fator de crescimento interrompidas, embora nenhuma pesquisa tenha identificado a fonte da disfunção. O modo normal de designar os genes é por meio do "número" ou "braços" [34] dos cromossomos. Os chamados genes defeituosos do câncer de mama não possuem essas designações apropriadas e são apenas teorias. Nenhum gene cancerígeno sequer foi localizado e identificado de acordo com a falha na combinação das bases genéticas e de aminoácidos.[35]

Eu descobri que todos os estudos sobre doenças têm como ponto de partida a doença e retornam para "como podemos fazer o corpo saudável novamente?". Porém, e se o corpo já sabe o que fazer? Pessoalmente, penso que sim, assim como dr. L. Hashemzadeh-Boneh, um cientista que treinou comigo. O fato é que cientistas estão, em geral, 20 anos ou mais à frente da medicina. Os cientistas sabem que o corpo reage ao ambiente, mas os pesquisadores médicos não ouvem os cientistas.

Isso pode ser explicado ao observar uma das áreas mais empolgantes da pesquisa genética, chamada "epigenética" (ver a página 112), o estudo de como a expressão de um gene é ativada ou desativada em virtude de mudanças precisas em nosso ambiente. Bruce Lipton, em *A Biologia da Crença*, discute como a pesquisa comprovou que a malignidade em um número significativo de pacientes de câncer se origina de alterações epigenéticas induzidas pelo ambiente, e não de genes defeituosos.[36] De maneira simplificada, genes não causam doenças. Os genes se expressam por causa de mudanças em nosso ambiente.

Recentemente foi consagrado que mais de 30 genes são responsáveis pelo câncer de mama, portanto essas empresas que patentearam os direitos a um simples gene específico imaginando que foi o único

---

33. Disponível em: <http://www.aicr.org.uk/GrantsstartingJune2012.stm>. Acesso em: 11 mar. 2013.
34. GDANSKI, R. Cancer is not a defective Gene. Disponível em: <http://www.alive.com/articles/view/19726/cancer_is_not_defective_genes>.
35. *Ibid.*
36. LIPTON, B. *A Biologia da Crença*, Butterfly Editora, 2015.

gene que causa um câncer não ganharão o dinheiro que imaginaram. O "Projeto Genoma Humano", no qual todos os genes do corpo humano foram mapeados, não produziu o Santo graal que todos esperavam. A ciência é assim, tão logo você descobre algo novo, apresenta a você totalmente o oposto como verdade. Apenas observe a física newtoriana e a Teoria da Relatividade de Einstein. Aqui você pode encontrar um ótimo exemplo de como a ciência mudou a cara da Terra para o que conhecemos.

Pessoalmente, acredito que, enquanto exploramos o que a medicina nos proporcionou, seja importante que repensemos; devemos fazer algumas perguntas fundamentais e não aceitar o que os médicos nos dizem como sempre verdade. Na Desobstrução Energética Avançada, temos certeza de que as pessoas podem morrer com um diagnóstico médico. Não por causa dos médicos, que pessoalmente carregam no coração o bem-estar dos pacientes, mas por causa do modo no qual o corpo do paciente reage tanto ao que o médico diz quanto ao tom de voz usado para tal. Apenas imagine o que acontece com uma pessoa que acabou de saber que tem câncer terminal. Um diagnóstico como esse cria estresse imenso nela, em sua família, na trabalho e na vida. Agora tudo mudou: seu ambiente, como eles encaram a vida, como veem os outros e, consequentemente, o ambiente em torno de duas células mudam, fazendo com que muitos genes mudem sua expressão e haja a possibilidade de outras doenças ocorrerem. Poderia ser essa a verdadeira causa de cânceres secundários?

Crenças médicas e doenças

As palavras dos médicos são muito poderosas; um leigo que fala o mesmo sobre um prognóstico para um paciente não tem o mesmo efeito. Presumir que o "médico sabe mais" foi herdada por nós durante muitos anos. No entanto, a maré está mudando, pois acredito que a evidência que eles estão usando para fundamentar suas crenças está desatualizada. Muitos médicos sabem disso e escreveram extensivamente sobre uma mudança diferente no modo no qual abordam uma doença.

Em 1986, o médico norte-americano dr. Bernie Siegel escreveu o livro inovador *Amor, Medicina e Milagres*, que sugere haver uma ligação direta entre como compreendemos uma doença e nossa cura.[37] Ele usava a arte terapia para compreender e explicar aos pacientes como

---
37. SIEGAL, B. *Amor, Medicina e Milagre*, Best Seller, 1989.

estavam se curando. Essa prática ainda é utilizada atualmente com grande efeito em lugares como Penny Brohn Cancer Care, no Reino Unido (o antigo Bristol Cancer Help Centre). Além disso, dr. Siegel identificou um problema principal na prática da medicina convencional – o trauma emocional causado quando um paciente recebe um diagnóstico:

> *"Infelizmente, médicos não aprendem a se comunicar com pacientes, então nossas palavras e as palavras dadas para os pacientes lerem induzem efeitos colaterais negativos. As palavras vêm de uma autoridade e possuem uma influência hipnótica. Elas dizem a você todas as coisas que podem dar errado, mas não dizem a você o que pode dar certo. Portanto, palavras são espadas. Sim, elas se tornam espadas que podem matar ou curar, assim como um bisturi".* [38]

O problema é que os médicos que se expressam dessa maneira são, em geral, condenados ao ostracismo. A medicina os impede de praticar, empurrando-os para fora de suas posições, tornando impossível a prática dentro do sistema normal. Como resultado, a maioria dos médicos mantém o *status quo*, ganha seu dinheiro e não diz nada.

Como você provavelmente pode supor, em muitos países a medicina não consegue se movimentar, mesmo se quiser. Ela está presa em um sistema que não se move. No entanto, as pessoas estão começando a responder. Elas estão buscando alternativas e recusando-se a aceitar o que os médicos dizem como verdade, muito frequentemente porque a medicina não aceitou a existência do que a maioria de nós sabe que é verdade: a conexão mente-corpo.

Além disso, os médicos ainda não conseguem responder a essa pergunta elusiva: "O que causa as doenças?". Eles sequer sabem como os placebos funcionam, embora estejam totalmente cientes de sua presença. As empresas farmacêuticas ficam muito perplexas com o fato de a mente (placebos por meio de pílulas de açúcar) ser tão eficaz quanto as drogas em pesquisas médicas.[39-40] O efeito placebo não se relaciona apenas ao tratamento com drogas, mas também a cirurgias, demons-

---

38. SIEGAL, B. *Waging a War Against Cancer Versus Healing Your Life*. Disponível em: <http://berniesiegelmd.com/resources/articles/waginga-war-against-cancer-versus-healing-your-life/>.
39. *Placebo*: Mind Over Medicine? Medical Mysteries, Silver Spring, MD, Discovery Health Channel, 2003.
40. GREENBERG, G. Is it Prozac or Placebo. *Mother Jones*, 2003: 76-81.

trado por meio de um estudo sobre os efeitos de cirurgias nos joelhos. Dos três grupos de teste, um não havia sofrido cirurgia, embora incisões tenham sido realizadas nos joelhos dos pacientes. O grupo se recuperou tão bem quanto os outros dois, que realizaram cirurgias.[41]

A função de fungos, bactérias e vírus nas doenças

Entretanto, você pode estar fazendo a seguinte pergunta: "As doenças não são ocasionadas por fungos, bactérias e vírus?". Aqui está algo realmente fascinante: você sabia que antes de a infecção se expressar (por exemplo, um resfriado), o vírus está presente no sistema sanguíneo, multiplicando-se, mas não ativo? A bactéria está se multiplicando no sangue muito antes de a infecção acontecer. Antes de uma infecção fúngica se manifestar, o fungo está se desenvolvendo, mas, novamente, está dormente no sangue, pronto para ser utilizado quando exigido. Discutiremos isso com mais profundidade no capítulo 9 (ver a página 166).

Se a doença se deve a fungos, bactérias e vírus, por que as pessoas se apressam em comprar produtos probióticos que contêm lactobacilos Casei Shirota? Por que estes são chamados de bactérias boas? Sem dúvida, deveríamos matar todos eles? Bactérias causam doenças!

Por exemplo, temos intoxicação alimentar a partir de bactérias, mas por quê? Por que nem todas as pessoas ficam intoxicadas com a mesma refeição? Por que nem todos contraem a gripe quando esta está por aí? Por que nem todo mundo contrai pé de atleta quando vai à academia ou à piscina?

Se esses fungos, bactérias e vírus mortais realmente causam doenças, então todos estaríamos mortos agora, pois eles estão em todos os lugares. Você pode afirmar que é porque tem um bom sistema imunológico e anticorpos para lidar com esses "bichos". Bem, conheço muitas pessoas saudáveis que se exercitam, não fumam, se alimentam bem, mas, na primeira vez que veem um "bicho", adoecem. Também há pessoas que fumam, comem alimentos não saudáveis e não se exercitam, embora pareçam nunca contrair essas infecções. Por quê?

Também conheci pessoas que estão no auge da saúde e da boa forma. Elas se sentem ótimas, parecem ótimas, se exercitam, possuem ótimas atitudes mentais perante a vida, comem todos os alimentos cor-

---

41. MOSELEY, J. O'Malley, K. *et al.* A Controlled Trial of Arthroscopic Surgery for Osteoarthritis of the Knee, *New England Journal of Medicine*, 2002; 347(2): 81-88.

retos e, embora tenham câncer, lhes é dito que é provavelmente em virtude de um vírus, como o caso do câncer cervical – o vírus do papiloma humano (HPV). Por quê? Isso não tem nada a ver com imunidade? Não, na Desobstrução Energética Avançada não pensamos que tenha.

Talvez, ao contrário, os vírus, as bactérias e os fungos trabalhem em homeostase (lado a lado) com todo nosso sistema, como os limpadores e digestores. Talvez eles sejam os trabalhadores de nosso corpo depois de passarmos por estresse.

Também há algumas evidências que de supostos vírus, como o da varíola e o da *aids*, não existem. Ninguém sequer encontrou o vírus da *aids*. Para ver um vírus, você precisa de um microscópio poderoso. Apenas a partir de meados da década de 1990 que passou a haver a tecnologia disponível para fazê-lo. Então, como sabemos que esses vírus humanos específicos existem? E piora: se esses supostos vírus foram encontrados e isolados, de modo que vacinas podem ser desenvolvidas, então como nenhuma universidade do mundo pode provar que eles existem produzindo uma foto deles ou separando completamente a estrutura do vírus para fora de uma célula? Um virologista alemão brilhante chamado dr. Stefan Lanka isolou o primeiro vírus em algas marinhas e começou a estudar diversos patógenos apenas para descobrir que eles foram todos fabricados. Ele até escreveu para todas as principais universidades médicas pedindo que elas provassem que os vírus usados como base para as vacinas existiam. Nenhuma delas até hoje foi capaz de provar a existência desses vírus.[42]

Explorarei esse conceito completo com mais detalhes no capítulo 9, mas a teoria de que a doença ocorre em virtude de fungos, bactérias e vírus, novamente, como as outras teorias que foram vendidas, parecem falhas. Há muito mais acontecendo no corpo do que a medicina e a indústria farmacêutica o fariam acreditar.

Radiação, venenos, toxinas e doenças

Você provavelmente sabe que a radiação mata. No desastre de Chernobyl, em 1986, um reator nuclear funcionou de maneira defeituosa e resultou em uma região de exclusão de mais de mil quilômetros. Estudos mostram que os animais mais próximos – em sua maioria, aves

---

[42] RAY, C. em entrevista com o virologista dr. Stephan Lanka, 27 out. 2007. Disponível em: <http://www.psitalent.de/Englisch/Virus.htm>.

– que viviam no centro da explosão tiveram as maiores mutações, e as taxas de natalidade foram significativamente suprimidas. Em regiões mais distantes, os animais foram menos afetados. No entanto, afirma-se que os efeitos da radiação em segundo plano que caíram dos céus tenham afetado de 4 a 30 mil pessoas em todo o mundo, dependendo do relatório que você lê.[43] A partir de figuras e observações, penso que podemos afirmar com segurança que a radiação em segundo plano não é a causa de todas as doenças. No entanto, a radiação em altas dosagens, como a utilizada em tratamentos de câncer, pode provocar danos significativos e até câncer, mas as quantidades ocultas que recebemos diariamente, na maioria dos seres humanos saudáveis, não são a causa de doenças.

E quanto a venenos? Sim, venenos realmente matam pessoas, mas um determinado veneno tem de ser administrado em certa quantidade para que tenha um efeito danoso. A quimioterapia, derivada do gás de mostarda, o mesmo agente utilizado na Primeira e Segunda Guerras, é injetado em pacientes com câncer. Apesar desses produtos químicos extremamente citotóxicos (tóxicos para as células) serem empregados, o corpo pode e, de fato, lida com altos níveis de veneno.

Qualquer toxina em grandes quantidades o matará. Na verdade, qualquer substância em quantidades grandes o suficiente ou no lugar errado irá matá-lo. Beber muita água irá matá-lo. Ar injetado em suas veias também. No entanto, algumas pessoas fumam e outras vivem em ambientes perniciosos, e alguns desses indivíduos sobrevivem sem efeito colaterais, enquanto outros desenvolvem doenças que ameaçam a vida.

Portanto, o corpo pode lidar com uma massa de toxinas. A medicina utiliza toxinas e radiação para "curar" o câncer. Então, as toxinas realmente causam doenças? Sim, você pode ser envenenado. Sim, você pode ser exposto a uma grande quantidade de radiação e morrer por isso. No entanto, toxinas não são a causa de todas as enfermidades.

Com o que somos deixados?

O único aspecto que não exploramos é o estresse dentro do ambiente. O que quero dizer com "o ambiente" é como reagimos a determinadas situações em nossos arredores, outras pessoas, circunstâncias que se

---

43. University of South Carolina Chernobyl Research Initiative. Disponível em: <http://cricket.biol.sc.edu/Chernobyl.htm>.

modificam e situações desafiadoras que causam estresse imediato ou contínuo com o qual não conseguimos lidar.

No capítulo seguinte, exploraremos essa conexão faltante nas doenças. O que faz enfermidades, dores e incômodos ocorrerem e onde está a prova de que essa poderia ser a questão?

Capítulo 3

O Que Causa uma Doença?

"Todo ser humano é o autor de sua própria saúde ou doença."
– *Buda*

Já discutimos muitas questões relacionadas a doenças, inclusive o fato de a medicina moderna não ter ideia do que causa 99% de todas as enfermidades. Isso é bastante alarmante. Como você pode encontrar uma cura se não sabe o que causou a doença?

A verdade é que os médicos conseguem rotular muito bem um sintoma. Eles são brilhantes na medicina de emergência, mas não podem dizer a você por que uma doença ocorre. Eles não sabem e, como ilustra a história de Isobel, a seguir, conhecendo a causa de uma doença, portanto, subscrevem a um sistema de crença em que "o corpo cometeu um erro" tem uma influência em como o médico trata um paciente.

TUMOR NA CABEÇA – COMPREENDENDO A HISTÓRIA TODA

Isobel era uma menina feliz de 8 anos, cheia de vida e completamente normal, exceto por um tumor na cabeça do tamanho de um punho. Sua mãe e o padrasto a levaram para consultar um especialista, e uma tomografia computadorizada do cérebro mostrou que o tumor não tinha ligação com qualquer parte do osso, nem era invasivo. No entanto, o médico foi incapaz de explicar a causa do tumor e insistiu que sua remoção rápida seria necessária para salvar a vida da menina.

Após a cirurgia, Isobel se recuperou bem e o tumor não voltou a crescer. Porém, um mês depois, uma tomografia por emissão de pósitrons mostrou uma pequena marca no esôfago, a qual o médico afirmou ser um tumor secundário. Seus pais questionaram se a marca era causada por um tubo inserido em sua garganta durante a operação, pois Isobel estava se queixando de uma dor na parte inferior da garganta desde aquela ocasião. Apesar de uma segunda e terceira opinião médica contrária, o especialista se recusou a realizar mais exames exploratórios e insistiu em tratar Isobel com nove meses de quimioterapia.

Isobel ficou muito doente durante o tratamento, mas rapidamente se recuperou; no entanto, alguns meses depois outra tomografia mostrou a mesma marca inalterada em seu esôfago. Outra série de quimioterapia foi solicitada e ela ficou muito mal novamente. Alguns meses depois, a tomografia seguinte mostrou a mesma marca no mesmo local; ela não havia mudado. O médico solicitou uma cirurgia exploratória, que encontrou marcas em virtude do tubo inserido em sua garganta durante a operação original para remover o tumor.

Sua mãe e o padrasto me contataram durante esse período, analisei a história de Isobel e descobri o conflito de choques original. Isobel havia se ferido repetidas vezes na cabeça, o que fez com que a camada fina de pele que envolve os ossos, chamada periósteo, se rompesse e o osso engrossasse. Os ferimentos repetitivos em conjunto com a reconstrução do osso e a quebra contínua do periósteo resultaram no crescimento do tumor. O motivo para esse comportamento era seu pai (que desde que se divorciara de sua mãe e deixara a casa da família) repetidamente dizia que ela era burra. Como reação, Isobel se feria na cabeça, com força extrema, se fizesse algo errado.

Outro médico, que não tinha conhecimento da história de Isobel até ter concluído a leitura da tomografia computadorizada, observou que, se a criança fosse deixada sozinha após a cirurgia, não haveria crescimento adicional do tumor original na cabeça. Ele também mencionou que não havia metástase, a longo prazo; se nada mais fosse feito, ela teria uma recuperação plena. Quando lhe falaram sobre a quimioterapia, ele ficou horrorizado e disse que esse tratamento era completamente desnecessário, mesmo na medicina convencional, em especial após a tomografia por emissão de pósitrons apenas ter mostrado a marca no esôfago. Um pouco mais de tempo dedicado aos "porquês" de haver um ponto escuto no seu esôfago teria evitado meses de quimioterapia desnecessária.

É impossível saber as consequências do diagnóstico errado do especialista no crescimento e na saúde de Isobel a longo prazo; sabe-se que a quimioterapia causa câncer e problemas de fertilidade, então apenas o tempo dirá.

Felizmente, corpos de pessoas jovens são muito elásticos, e a família de Isobel foi diligente em apoiá-la com homeopatia, mudanças nutricionais, apoio emocional e Técnicas de Liberdade Emocional (EFT) em conjunto com programas de desintoxicação após cada tratamento. Três anos se passaram, e Isobel é uma criança feliz novamente. Apesar do trauma emocional e físico que vivenciou, ela está se desenvolvendo.

Deparei com muitas pessoas que apresentavam problemas semelhantes, e eu mesmo os vivenciei também. Minha suposição é que você provavelmente também conhece alguém ou vivenciou algo semelhante. Porém, se você não sabe a causa do problema, então como pode resolvê-lo?

Quando questionei um médico em relação ao modo no qual as drogas trabalham para curar a gastroenterite, ele me respondeu: "As pílulas não o curam, seu corpo faz isso naturalmente, e as drogas apenas o bloqueiam. A maioria das drogas mascara os sintomas enquanto seu corpo se cura".

Então, como os médicos podem trabalhar se não conhecem as causas de uma doença? Para compreender isso precisamos voltar aos primórdios da medicina.

Há cerca de 200 anos, quando os médicos começaram a praticar a medicina, eles eram considerados charlatães. As pessoas acreditam mais na religião do que nos médicos. Estes eram membros do Colégio Real de Barbeiros e Cirurgiões, mas em 1745 eles romperam, assim que começaram a ganhar mais dinheiro e obter respeito. A medicina moderna apenas realmente começou a fazer diferença na saúde das pessoas depois da introdução da teoria do "germe" de Louis Pasteur, no fim do século XIX, quando os médicos começaram a compreender que os germes eram uma causa das doenças e da morte.

Os germes realmente têm um papel a desempenhar na morte. Não há dúvida de que a limpeza reduz a probabilidade de morrer de uma infecção horrível, mas por quê? Afinal de contas, esses germes já estão em nosso sistema e vivemos em simbiose com eles. Eles apenas se tornam ativos em alguns momentos e somente por um motivo.

Desde então, muito pouco mudou, e a teoria de que a doença se origina de germes foi a principal premissa por trás da abordagem médica moderna em relação à cura, mesmo com a introdução de novas máquinas de diagnóstico, como a tomografia computadorizada (1973), o ultrassom (1979) e a ressonância magnética (1977). O diagnóstico ainda é um processo fortuito.

PROBLEMAS CARDÍACOS – DIAGNÓSTICO ERRADO

O pai de Robert não tinha boa saúde, mas os médicos não sabiam por que, e os problemas se tornaram muito mais sérios quando ele sofreu uma parada cardíaca. Ele recebeu ressuscitação cardiopulmonar de Robert antes de a ambulância chegar e levá-lo às pressas para o hospital, onde foi diagnosticado com doença arterial coronariana e recebeu um coquetel de drogas, seguido de uma cirurgia.

Robert não era médico, mas tinha um vasto conhecimento no assunto. Ao cuidar do pai em casa, considerou que os sintomas não se encaixavam no diagnóstico de doença arterial coronariana recebido no hospital; em vez disso, acreditava que os sintomas indicavam uma doença nos músculos cardíacos. No entanto, suas opiniões foram ignoradas pelo hospital.

Um mês depois da parada cardíaca, o pai faleceu. Robert ficou agoniado e zangado, pois na necropsia descobriu-se que a morte dele ocorreu não em virtude de sua condição cardíaca, e sim de pneumonia, que foi erroneamente diagnosticada quando ele se encontrava no hospital.

Se você considerar a morte do pai de Robert e a experiência de Isobel ocorrências raras, pode se surpreender ao saber que, de acordo com um relatório da Bloomberg, *Morte pela Medicina*, publicado pelo Instituto Nacional de Medicina em 2004, a causa número 1 de mortes nos Estados Unidos é o próprio sistema médico: "Uma revisão definitiva e leitura aprofundada dos registros de colegas e estatísticas governamentais sobre saúde mostram que a medicina norte-americana frequentemente faz mais mal do que bem".[44]

---

44. NULL, G.; DEAN, C.; FELDMAN, M.; RASIO, D.; SMITH, D. *Death By Medicine*, out. 2003. Disponível em: <http://www.webdc.com/pdfs/deathbymedicine.pdf>.

Desde a descoberta da primeira vacina por Edward Jenner e da teoria do germe de Louis Pasteur, a medicina moderna aparentemente permaneceu inalterada em relação à causa das doenças; em outras palavras, a causa da maioria das enfermidades é desconhecida. Além disso, apenas cem bactérias foram identificadas como possuindo um efeito prejudicial em nossos corpos (ver a página 167).

Veja a doença cardiovascular, por exemplo. A medicina não sabe sua causa, mas estabeleceu fatores de risco – pressão sanguínea elevada, colesterol alto, diabetes, obesidade, tabagismo, estresse, alcoolismo e idade –, que indicam aquelas pessoas mais propensas a desenvolver a doença.

Agora concordo que as pessoas com esses fatores de risco são mais propensas a desenvolver alguma forma de doença cardíaca, mas o que faz com que as enfermidades cardiovasculares ocorram? Há pessoas com um ou todos esses fatores de risco que nunca desenvolvem problemas cardíacos, e há outras que não apresentam nenhum desses fatores, mas que possuem problemas cardíacos. Por quê? O que fez com que elas desenvolvessem esses problemas? A medicina não consegue explicar.

E quanto ao câncer? O que o causa? Um gene defeituoso? Um vírus? Uma bactéria? Idade avançada? Seu sistema imunológico? A dieta? Agentes cancerígenos? Seu ambiente? A medicina realmente não sabe.

Você pode encontrar uma lista completa de todas as coisas que provocam câncer, de acordo com epidemiologistas. Ao observá-la, percebo que eu não deveria estar vivo. Nem você. Aqui está a lista resumida:

Álcool, poluição do ar, aspartame, comida de bebê, churrasco, água engarrafada, samambaia, pão, seios, pontos de ônibus, sexo casual, fumaça de escapamento, alho-poró, telefones celulares, alimentos defumados, chicletes, comida chinesa, salgadinhos, água clorada, colesterol, colesterol baixo, crômio, alcatrão, café, fornos de coque, biscoitos, creosote, laticínios, desodorantes, depressão, fumaça de diesel, refrigerante *diet*, estrogênio, gordura, fluoretação, voar, formaldeído, batatas fritas, frutas, gasolina, genes, biscoitos de gengibre, aquecimento global, granito, carne grelhada, tinturas de cabelo, hambúrgueres, massa óssea elevada, peróxido de hidrogênio, incenso, infertilidade, joias, beijar, falta de exercício, laxantes, chumbo, ser canhoto, dieta com baixo teor de fibras, campos magnéticos, maconha, micro-ondas, hormônios do leite, mix de pimentas, iluminação noturna, turnos noturnos, não amamentação, não ter um irmão gêmeo, usinas nucleares, obesidade, olestra, azeite de oliva, suco de laranja, molho de ostra, ozônio, depleção do ozônio, fumar passivamente, bifenilos policlorados, amendoim, pesticidas, aves domésticas, bolsas plásticas de soro, fios de alta tensão, proteínas, PVC, antenas de rádio, vigas de linhas de trem, carne vermelha, sacarina, sal, fábricas de semicondutores, marisco, síndrome do edifício doente, molho de soja, estresse, estireno, ácido sulfúrico, câmaras de bronzeamento, raios de sol, protetores solares, talco em pó, testosterona, sutiã apertado, torradas, torradeiras, tabaco, obturações dentárias, pasta de dente (com flúor ou branqueador), estações de trem, depilar as axilas, fogões sem ventilação, radiação ultravioleta, legumes, brinquedos de vinil, vitaminas, papel de parede, fumaça de solda, água de poço, ganho de peso, inverno, poeira de madeira, trabalho, raios-x.[45]

Mesmo depois de remover todos os nomes de elementos químicos, a lista ainda assim é ridícula.

Já comprovamos que a medicina não consegue dizer o que causa o câncer ou as doenças cardíacas (as duas maiores assassinas), mas também não conhecem a causa de nenhuma destas enfermidades comuns:

- Esclerose múltipla;
- Eczema;
- Síndrome do intestino irritável;
- Acne;
- Depressão;
- Cistos no ovário;
- Câncer de próstata;
- Diabetes tipo 2.

Nós sabemos, no entanto, que quase todas as principais doenças estão ligadas a estresse crônico. Essa também foi a conclusão de uma pesquisa de Segerstrom e Miller, em 2004,[46] e de muitas outras desde 1999.[47,48,49]

---

45. BRIGNELL, J. *The Complete List of Things that give you Cancer* (According to Epidemiologists). Disponível em: <www.numberwatch.co.uk/cancer list.htm>.

46. SEGERSTROM, S; MILLER, G. Psychological Stress and the Human Immune System: A Meta-Analytic Study of 30 Years of Inquiry *Psychological Bulletin*, 2004; 130(4); 601-630.

47. KOPP, M.; RÉTHELYI, J. Where Psychology Meets Physiology: Chronic Stress and Premature Mortality – the Central-Eastern European Health Paradox, *Brain Research Bulletin*, 2004; 62: 351-367.

48. MCEWEN, B.; SEEMAN, T. Protective and Damaging Effects of Mediators of Stress: Elaborating and Testing the Concepts of Allostasis and Allostatic Load, *Annals of the New York Academy of Sciences*, 1999; 896: 30-47.

49. MCEWEN, B.; LASLEY, E. *The End of Stress As we Know It* (Washington National Academic Press, 2002).

Estresse: a causa perdida

Na Desobstrução Energética Avançada, temos uma resposta à pergunta "o que causa uma doença?". A experiência com clientes portadores de todas esses males listadas anteriormente (inclusive câncer e doença cardíaca) mostra que quando as pessoas passam por uma experiência traumatizante com a qual são incapazes de lidar, o corpo muda, congela, briga ou se defende. O critério do trauma deve ser este:

Inesperado
Dramático
Isolado
Sem estratégia

Todos esses critérios, aos quais chamo de IDIS para facilitar a referência, devem estar presentes para que uma doença ocorra. Explicarei cada um deles a seguir.

Inesperado

Um trauma **inesperado** acontece subitamente. Por exemplo, os pais veem seu filho ser morto por um carro em alta velocidade, ou a perda inesperada de um parente ou ente querido em idade jovem. Por outro lado, se os pais frequentemente dizem a seu filho (ou vice-versa) que cometerá suicídio, se eles o fazem, é um trauma, mas não é inesperado. Havia "uma expectativa" que isso poderia ocorrer.

Dramático

Um trauma **dramático** significa que há muita energia emocional envolvida no acontecimento. Um exemplo seria a decisão de terminar um relacionamento destrutivo, apesar de amar a outra pessoa. Ouvir a voz de um parceiro implorar pode doer profundamente. Um trauma inesperado que não é tão dramático pode ser ouvir por acaso alguma notícia que não é bem-vinda, por exemplo, pais ouvirem que os planos do filho ou da filha são passar o Natal com o(a) namorado(a), e não com eles, porque os pais não se dão bem com o(a) parceiro(a).

Isolado

Um trauma **isolado** significa se sentir completamente sozinho ao lidar com o acontecimento. Ter de lutar para permanecer no lar conjugal depois da morte de um parceiro ou cônjuge porque os filhos querem que a casa seja vendida seria um exemplo. Um trauma inesperado e dramático que não é isolado é quando o trauma é uma experiência compartilhada. Por exemplo, uma sala inteira chorando a perda de um colega morto em um acidente de carro; todos falam abertamente sobre seu sentimento de aflição.

Sem estratégia

Um choque no qual uma pessoa **não tem estratégia** é aquele em que um incidente ocorre, mas as pessoas não sabem o que fazer para resolver a situação. Elas estão perdidas na vastidão e reprisam o evento diversas vezes, na tentativa de encontrar uma maneira de fugir. Um exemplo poderia ser a acusação errada de adultério por um amigo íntimo, que se recusa a ouvir para raciocinar. Por outro lado, ser demitido por um chefe em virtude de um delito falso é inesperado, dramático e isolado, mas as leis trabalhistas fornecem uma estratégia para resolver esse tipo de situação.

CÂNCER DE MAMA – INCAPACIDADE DE NUTRIR

Conheci Jenny por intermédio de Peter Fraser, que estava trabalhando com ela no sistema NES. Jenny havia sido diagnosticada com câncer de mama dois anos antes e lutava contra ele desde então. Ela havia realizado quimioterapia, mas estava tão doente que o procedimento quase a matou. Seu oncologista afirmou que nunca vira alguém reagir à quimioterapia daquela maneira.

No entanto, quando ela veio me ver, pareceu cheia de saúde, vida e vitalidade. Ela se recusou a realizar mais sessões de quimioterapia e tomou a decisão de tentar abordagens alternativas. As questões que ela desejava que eu respondesse eram: por que ela teve câncer, qual era a causa e por que aconteceu naquele momento de sua vida?

Quando ela me enviou sua história, vi o que poderia ter causado o problema dela: era um choque relacionado ao filho. O primeiro marido de Jenny era um homem muito desagradável, mas ela engravidou e ficou presa no relacionamento. Era tão difícil que ela fez um sacrifício pesado: deixar o marido e os filhos.

A vida de Jenny era difícil e ela tinha muitos problemas, mas sua questão principal era que o filho era viciado em heroína. Certo dia, ele ligou para ela de uma hora para outra e disse que havia sido preso por estuprar uma garota. Jenny me contou como o som da voz de seu filho era tão arrepiante que ainda ressoava dentro dela.

Quando sondei ainda mais as circunstâncias em torno da ligação do filho, Jenny ficou vermelha e reviveu o trauma de ouvir a voz do filho dizendo o quanto ela era inútil. O filho não sabia o que fazer. Ele sequer sabia se havia estuprado a garota e estava encarando uma longa sentença de prisão caso fosse considerado culpado. Jenny me contou como sentiu um medo maciço a ponto de nunca mais poder ver o filho novamente.

Esse acontecimento mudou toda sua vida. Ela largou tudo o que estava fazendo e começou uma cruzada de uma mulher para limpar o nome de seu filho. Finalmente, Jenny conseguiu, e era possível ouvir o alívio em sua voz quando ela recontou o veredito de "inocente" proferido pelo juiz.

Porém, o filho dela não pareceu se importar menos; era quase como se ele estivesse feliz por ter sido preso, para que a mãe o salvasse. Ele não se importou com o fato de a mãe ter gasto todo o dinheiro e tempo para limpar o nome dele. Após deixar a prisão, ele voltou a usar heroína.

Fiquei muito triste em saber que Jenny não resistiu ao câncer. Ela teve dificuldades para engolir e eventualmente teve de ir ao hospital para se reidratar e precisava de uma sonda de alimentação. Quando estava no hospital, uma tomografia computadorizada de todo o corpo encontrou câncer nos ossos, fígado e pulmões, que estavam lá há algum tempo, talvez por anos. Após ouvir as notícias, seu querido marido, Brian, me disse que ela rapidamente desistiu da vida.

Jenny era uma lutadora, e espero que a história dela ajude outros a compreender o que realmente causa uma doença, algo que explicarei com mais detalhes nos capítulos seguintes. Ela mostrou grande resiliência a tentar outras formas de terapia depois da quimioterapia, e é possível que a NES e as mudanças intensivas na dieta a tenham mantido viva, muito além do prognóstico médico.

Desobstrução Energética Avançada – o que causa uma doença?

Portanto, de um ponto de vista da Desobstrução Energética Avançada, a causa da doença é energia retida no sistema ou, como Karl Dawson chama, "na Matriz". Disparado por um acontecimento IDIS estressante específico, o corpo muda – para congelar, lutar ou se defender – e, ao fazê-lo, cria a enfermidade.

Bruce Lipton explica em *A Biologia da Crença* que uma célula muda sua constituição com base no que a cerca. Quando está em situações estressantes, uma célula está trabalhando. Quando não há estresse, a célula se regenera. Há dois estágios de como uma célula reage, e não pode ser em um estado estressante e reparando a si ao mesmo tempo.[50] No entanto, estamos interessados no estresse. Se o acontecimento é inesperado, dramático, isolado e não há estratégia para lidar com ele, a célula então permanece em estado de estresse contínuo. Ela não tem a chance de se reparar sozinha.

Caso nosso ambiente mude subitamente e não saibamos o que fazer, temos um trauma IDIS, no qual as células de órgãos específicos mudam sua estrutura e função. De modo similar, também sabemos que, quando uma pessoa adoece, essa enfermidade não afeta todos os órgãos; uma pessoa tem câncer nos seios ou no intestino, eczema, perda de massa muscular, um resfriado, etc. A doença é localizada.

Como expliquei, pesquisas comprovaram cientificamente que uma célula muda sua função e estrutura como resultado de mudanças nas condições ambientais. Também estamos cientes de que quase a maioria das doenças adquiridas pelas pessoas está ligada ao estresse crônico. Se as enfermidades estão localizadas em uma parte de um órgão do corpo, então por que as células naqueles órgãos estão mudando? Por isso precisamos analisar um pouco de biologia básica.

Funções do corpo e doenças

Vamos analisar alguns órgãos e suas funções básicas, bem como a maneira na qual eles reagem a uma doença ou um acontecimento estressante.

---

50. LIPTON, B.; BENSCH, K. *et al.* Microvessel Endothelial Cell Trans-differentiation: Phenotypic Characterization, *Differentiation*, 1991; 46: 117-133.

Trato digestivo

Uma doença nessa parte do corpo indica uma incapacidade de digerir algo que ficou preso. Se você não consegue digerir um pedaço de alimento, então o alimento por trás não será digerido também, porque é incapaz de descer pelo trato digestivo. O funcionamento e, possível sobrevivência do organismo é prejudicado; se ele não se alimentar, morrerá de fome. As células nessa parte do trato digestivo mudam sua estrutura e função, portanto são capazes de digerir o alimento que está preso com muito mais eficiência.

Isso pode ser visto em minhocas. Se um pedaço de alimento fica preso no trato digestivo, mais trato digestivo é criado em torno da região em que o alimento está preso. Mais sucos digestivos são produzidos pelas novas células adjacentes, e o pedaço de alimento é digerido e, em seguida, levado para cima ou para fora do organismo. Quando isso acontece, as células em excesso que foram criadas são expelidas.

As células localizadas específicas mudam em virtude do estresse do alimento preso, de modo que o corpo pode eliminar o problema e continuar a digestão dos alimentos para garantir a sobrevivência. Em humanos, a informação é o alimento. A informação afeta nosso meio de vida. Descobrir de uma hora para outra que as economias da existência de alguém foram perdidas por causa de aconselhamentos financeiros ruins poderia ser um exemplo.

Glândulas e seios

Durante a gravidez, as células mudam sua função nas glândulas mamárias em resposta a alterações hormonais no corpo da mulher; os seios crescem para produzir leite a fim de alimentar o bebê. O conhecimento nato da mãe de que a sobrevivência do bebê depende de seu leite em seus primeiros meses fora do útero faz com que as células localizadas nas glândulas mamárias se multipliquem. Os seios são um ponto de nutrição na mulher, já que estão lá, literalmente, para alimentar um bebê recém-nascido. Na natureza, sem esse alimento o bebê morreria. O crescimento extra do tecido dos seios é uma reação biológica natural da mulher que toda gestante vivenciou.

Ossos e músculos

Se um osso quebra, o corpo o repara naturalmente. Na natureza, um animal com um membro quebrado dificilmente sobreviverá ao trauma e andará com ele em seis semanas, sem a ajuda do homem. Após o estresse de um osso se quebrar, as células mudam para reconstituí-lo. As células organizam-se de maneira incrível, reconstruindo o osso exatamente na medida certa e no local correto. Um fenômeno estranho que qualquer ortopedista irá testemunhar é que a reconstituição de um osso é mais forte do que o original em humanos e animais, do mesmo modo.

Quando você rompe um músculo durante exercício intenso, ele se reconstitui para ser mais forte e maior do que antes. Fisiculturistas sabem que isso é verdadeiro, pois sua profissão toda se baseia nesse fato natural.

Pele

Quando ocorre eczema, há uma perda de pele e, depois, a reconstituição. Profissionais da área médica geralmente tratam eczema com pomadas à base de esteroides, que afinam e dessensibilizam a pele em vez de curar o problema. No entanto, a pele é nosso órgão sensorial do tato, o qual nos conecta a nossos entes queridos. A pele sem sensibilidade evita que uma pessoa perca a sensibilidade a esse toque; você não pensa na pessoa com a qual perdeu contato.

O Estágio de Reconstituição do eczema é a erupção vermelha, quente e sarnenta que surge, mas todos que sofrem com essa condição sabem que há duas partes: a pele clara, escamosa, sem sensibilidade e fria, e, então, a pele vermelha, muito sensível, sarnenta e quente. Quando algumas mães trocam o leite materno por fórmulas, alguns bebês apresentam eczema nas bochechas. A medicina diz que se trata de uma reação alérgica à fórmula. Ao contrário, não seria a perda de contato entre o bebê e o seio da mãe?

Com base no que sabemos sobre o estresse causar doenças e a função das células mudar para se adaptar a condições ambientais, a eczema se dá pela perda do contato pele com pele. Essa é uma resposta muito mais plausível, em especial porque a medicina é incapaz de explicar plenamente o que causa a alergia.

Uma simples teoria

De uma perspectiva da Desobstrução Energética Avançada, quando o trauma IDIS acontece, uma cadeia de reações inconscientes determina nossa reação a ele, e o corpo faz escolhas específicas, como a de que órgão será afetado. Isso é determinado pelo teor do trauma e a biologia básica.

Como mencionado anteriormente, se o problema é uma incapacidade de nutrir, então o seio é afetado. Um problema relacionado à pele seria o resultado de uma perda de contato. Um problema no intestino estaria relacionado a algo que não pode ser digerido, enquanto um problema nos músculos ocorreria, porque não nos sentimos fortes o suficiente, talvez para reagir.

Portanto, um trauma IDIS não afeta todos os órgãos do corpo, e sim apenas aquele que está ligado àquele tipo específico de acontecimento traumático. Também há uma reação correspondente no cérebro, que pode ser vista como um anel na tomografia computadorizada. Por meio da embriologia (ver também a página 149), cada um desses "choques" aparece no local do cérebro diretamente relacionado ao órgão afetado. Pesquisas recentes também mostram que o choque é absorvido pelas energias do coração muitos segundos antes de aparecer no cérebro ou em outro órgão.

De acordo com Peter Fraser, da NES Health, o coração não é apenas uma bomba, mas também marca o sangue com informações importantes para compartilhar com todos órgãos. Ele também transmite uma onda de informação para o mundo magnética e energeticamente.[51] Acredito que essa impressão energética também nos coloca em situações específicas e atrai certos indivíduos até nós.

Além disso, Peter Fraser descreve como esses traumas no cérebro e nos órgãos ressoam na mesma frequência das ondas utilizadas na tomografia computadorizada (por exemplo, raios-x). Dessa forma, você consegue ver esses traumas IDIS em locais específicos. Pesquisas mais aprofundadas são necessárias, mas eu sugeriria que esses traumas provavelmente sejam as mesmas impressões energéticas presas que causam doenças.

Essa teoria certamente se adequa à minha experiência. Quando trabalho na resolução de conflitos emocionais, descubro que as pessoas geralmente têm dores de cabeça no exato ponto do anel que aparece em suas tomografias computadorizadas, mesmo após terem resolvido o problema. O capítulo 8 é dedicado ao cérebro e à localização desses anéis (se você quiser ver exemplos e fotos de tomografias computadorizadas, visite www.whyamisick.com).

Ainda mais recentemente, descobri que o trauma IDIS é absorvido imediatamente pelo coração, e uma mensagem, enviada ao cérebro e ao intestino. Este acessa e mensura o trauma emocionalmente; e essa teoria parece ter sido confirmada por uma pesquisa recente sobre o intestino,

---

51. MCCRATHY, R.; ATKINSON, M. *The Electricity of Touch:* Detection and Measurement of Cardiac Energy Exchange Between People, Institute of HeartMath, 1998. Disponível em: <http://www.heartmath.org/research/research-publications/electricity-oftouch. html>.

a qual indica que este, na verdade, é inteligente e pode ser considerado um segundo cérebro.[52]

Sintomas posteriores a um trauma

Quando o trauma ocorre, o corpo também muda seu estado de um de vigília normal para um de estresse, comumente chamado de reação de luta, fuga ou congelamento. Essa é uma reação inerente antiga destinada a nos permitir lidar com um ambiente subitamente hostil (por exemplo, tigres ou ursos).

Sintomas comuns são extremidades frias (mãos, pés e pele). Há uma onda de energia na forma de adrenalina que vai até o coração, e este bate mais rápido. Você se sente muito desperto e cheio de energia. Seu foco e atenção estão em apenas uma coisa – o acontecimento estressante pelo qual você passará e o que pode fazer para resolvê-lo ou fugir dele.

Além disso, durante esse período, sua personalidade muda. O que você vê, ouve, sente, prova e cheira é afetado. Seu inconsciente filtra o que não é necessário e foca no que deseja, muitas vezes como um sistema de evitamento.

Ademais, nossos filtros mudam e nossa personalidade é alterada para resolver o problema. O acontecimento IDIS é implícito em locais específicos no órgão correspondendo e no cérebro, e nossos intestinos também armazenam a emoção do fato, bem como nosso coração transmite uma mensagem diferente para nosso corpo e suas adjacências. Parece que nosso corpo se torna obsessivo, quase que como uma máquina, com um único propósito: resolver o problema.

Envenenamentos, acidentes e má nutrição também chocam a seu modo. A má nutrição, quando chega a um estágio crítico, provoca um choque no corpo e começa a "desligar" órgãos específicos, um a um.

Portanto, compreendemos que é muito provável que um tipo específico de trauma seja a causa de uma doença. A evidência parece apontar para essa direção. Isso também é evidente por meio do nosso uso da linguagem. A seguir, alguns exemplos oriundos de clientes que vivenciaram esses problemas:

---

52. BARTON FURNESS, J. *The Enteric Nervous System* (John Wiley and Sons, 2008).

- "Acertou-me na boca do estômago" – úlcera estomacal.
- "Ficou preso em minha garganta" – perda de voz.
- "Cheirava muito mal" – sinusite.
- "Eu estava sendo atacado na cabeça" – pleurisia.
- "Eu me senti impotente" – hipotireoidismo.
- "Partiu meu coração" – doença cardíaca.
- "Foi como se uma flecha tivesse me atravessado" – melanoma.
- "Eu fiquei imóvel com o que foi dito" – hérnia de disco.
- "Eu fiquei tão chocado que sequer consegui subir para tomar ar" – bronquite asmática.
- "Eu me senti totalmente desconectado de todos" – eczema.
- "A doçura saiu totalmente da minha vida" – diabetes.

Em meu trabalho com clientes, encontrar o trauma que iniciou o processo da doença é profundo. Ele responde à questão de por que a enfermidade está lá e explica os sintomas aos clientes. Pode descrever exatamente como as personalidades dos pacientes mudaram e como reagiram a outras pessoas e situações depois do trauma. É como se eu estivesse lendo seus horóscopos, com a diferença de que não há adivinhação, nenhuma hipótese da minha parte. Estou usando teoria para fazer isso.

A partir de uma perspectiva da Desobstrução Energética Avançada, a experiência traumática IDIS é a chave para destravar o motivo de uma doença estar lá e o que o corpo faz depois desse acontecimento.

No próximo capítulo, discutiremos como, durante o choque, a conexão cérebro, órgãos e coração é afetada, assim como o que muda todo nosso ambiente e comportamento social. Isso explica muito sobre por que nosso mundo muda depois de um trauma IDIS e como também mudamos nossa personalidade, algo que somente mencionei neste capítulo.

Capítulo 4

A Doença Afeta Tudo

"Eu me sentiria mais otimista quanto a um futuro brilhante para os homens se eles passassem menos tempo provando que conseguem se sobressair em relação à natureza e mais tempo provando a doçura desta e respeitando sua antiguidade."

– E. B. White, escritor norte-americano

Quando você pensa a respeito, é espantosa a função que muda no cérebro, nos órgãos, no coração, no comportamento e no ambiente desempenhado em nossas vidas depois de um trauma. Há muito mais coisas acontecendo do que apenas sintomas físicos.

A ligação mente-corpo é incrível, e quando adicionamos condições comportamentais e ambientais, vemos que tudo é interligado em um sistema elegante e magnífico. Percebemos que a doença não é um erro, e sim um programa compacto e fantástico, cada uma das partes ligadas à impressão energética original que está presa, a qual retorna ao trauma IDIS estressante que fez com que o corpo se desequilibre.

Até então falei bastante sobre doenças sérias neste livro; porém, as infecções de ouvido de Sam não ameaçavam a vida dele, embora o efeito do problema fosse opressivo.

PROBLEMAS NO OUVIDO – INCAPACIDADE DE CONFIAR

Sam é um ótimo rapaz. Ele trabalha muito duro viajando pelo país construindo palcos para grandes apresentações. Embora não goste do trabalho, ele é o chefe e benquisto por seus colegas por ter uma reputação de se manter calmo sempre que as coisas estão dando totalmente errado. Ele também toca e é o líder de uma banda de sucesso.

Quando ele veio me ver, queria ser orientado por meio da PNL. No entanto, durante nossas sessões, ele se queixava de não confiar em ninguém, inclusive nele mesmo. Ao perceber que a Desobstrução Energética Avançada poderia ajudá-lo, perguntei se ele teve alguma doença nos últimos meses. Ele, despreocupadamente, respondeu que havia tido infecções nos dois ouvidos. Estava tomando antibióticos, mas estes não estavam apresentando qualquer efeito, e um dos ouvidos estava pior do que o outro.

Questionei o que havia acontecido em sua vida um mês antes das infecções no ouvido. Ele me contou que a namorada e ele estavam enfrentando alguns "problemas" que afetavam o relacionamento, e a moça pediu que Sam fosse embora. Agitado e desapontado pelo término do relacionamento, ele mudou para a casa de um amigo, mas eles brigaram e o amigo disse algumas coisas muito ofensivas durante a discussão.

Ao todo, Sam ouvira duas coisas alarmantes no espaço de algumas semanas. Ele me contou que se sentia continuamente estressado há algum tempo e, então, se acalmou um pouco. Porém, as coisas não estavam dando certo, e esse foi o verdadeiro motivo por ter me procurado.

Ele também disse que nesse período sua personalidade tranquila havia mudado. Perdeu contato com a namorada, quem ele realmente amava e com quem gostaria de estar; no entanto, sentia que não podia confiar nela, e até a acusou de ser infiel. Os membros da banda também eram um problema, e tudo parecia estar desmoronando ao seu redor. Seu trabalho era horrível; Sam brigava constantemente com todos e, por isso, queria pedir demissão.

Quando expliquei a ligação entre os dois acontecimentos alarmantes – as infecções de ouvido e o comportamento – Sam ficou mudo. Eu disse a ele que, literalmente, "não conseguia acreditar no que estava ouvindo". Ele estava em uma terra de ninguém: sabia por que tinha o problema, acreditava no que eu estava dizendo e reconhecia todas as mudanças que aconteceram com ele, embora não conseguisse confiar nele mesmo ou em mim. Até fiz uma demonstração de como ele se comportava com outras pessoas, e Sam confirmou que esse era o modo no qual reagia. Sabendo que ele nunca confiaria em si ou em mim, eu simplesmente segui adiante e realizei a terapia.

Isso envolvia pegar os dois incidentes estressantes e as duas pessoas que os haviam causado e colocá-los nas mãos de Sam. Então conversei com as duas pessoas, que metaforicamente estavam nas mãos esquerda e direita, e lentamente aproximei as mãos de Sam. Houve uma mudança sólida nele: não conseguia se expressar e o corpo dele ficou muito quente. Depois disso, toda sua energia mudou, e alguns minutos depois ele disse: "Isso foi muito estranho, mas me sinto diferente; sinto-me normal novamente". E eu pude ver que uma calmaria o atingiu.

Duas semanas depois tudo havia mudado para Sam. Ele e a namorada resolveram os problemas e foram morar juntos. A situação em seu trabalho voltou ao normal, e ele se sentia feliz por dentro. O amigo pediu desculpas por ter sido tão desagradável. Os membros da banda pararam de discutir com ele. Passei a encontrar Sam periodicamente, e nesses dias ele sempre está feliz e bem-disposto; a vida o está tratando muito bem. Seus ouvidos também se curaram sem o uso de antibióticos.

Para mim, os verdadeiros significado e moral desta história estavam na compreensão do efeito sólido que os acontecimentos estressantes podem ter sobre tudo em nossas vidas. Eles não mudam apenas o corpo, e sim também o cérebro, os órgãos, o coração, nosso comportamento e nosso ambiente. Tudo é alterado e, ao se trabalhar a partir de um sintoma, seja ele psicológico, ambiental ou físico, podemos determinar qual acontecimento estressante fez com que tudo mudasse em primeiro lugar.

Na medicina tradicional, não há uma conexão entre a mente e o corpo nem uma conexão com o comportamento ou o ambiente. Se houvesse, os médicos não administrariam tantas drogas, porque perceberiam os efeitos que elas têm nas mentes das pessoas, o que, por sua vez, afeta seu ambiente e suas ações.

A maneira de um médico fazer um diagnóstico em um paciente também pode ser tão prejudicial para a recuperação dele quanto a doença em si, e isso é particularmente verdadeiro em doenças que ameaçam a vida, como o câncer. O problema é que a maioria dos médicos não é treinada para ter bons modos quando se trata de lidar com pacientes. Além disso, eles simplesmente não têm tempo para se preocupar com os sentimentos dos clientes, e tenho certeza de que a maioria dos médicos tem pouca ou nenhuma noção da influência que têm sobre os pacientes.

Eu frequentemente descubro que tenho de aconselhar meus clientes por meio de cada uma das palavras que um médico disse a eles. Algumas pessoas reagem como se estivessem em transe hipnótico quando estão em frente de um médico e consideram verdade cada palavra.

Em um caso muito triste, tive uma cliente que foi diagnosticada com câncer linfático. Pouco o oncologista sabia que essa paciente sempre acreditara que iria morrer de câncer. Quando a entrevistei, algumas semanas depois do diagnóstico, ela me contou que quando ouvia a palavra "câncer", ficava apavorada e sabia que iria morrer. O médico disse a ela que esse tipo de câncer era tratável, e o diagnóstico, bom. Porém, tudo o que a paciente ouvia era que tinha câncer. A mãe dela morrera de câncer, e acreditava que também aconteceria com ela.

Após algumas semanas, ela foi chamada para exames mais detalhados, e desta vez o oncologista encontrou pontos escuros nos pulmões, que não tinham aparecido antes. O câncer era um carcinoma unicelular, um câncer bronquial inoperável muito agressivo. Foi-lhe dado um mês de vida sem quimioterapia, seis meses com, mas ela recusou tratamento e teve a morte induzida por morfina dentro um mês, exatamente como o médico previra.

Temer a morte pode fazer com que um carcinoma unicelular ocorra. O motivo para o corpo fazer isso é permitir que mais ar percorra os pulmões, adicionando mais oxigênio ao sangue e permitindo que a pessoa consiga combater a ameaça iminente de morte. Os pontos pretos nos pulmões são células extras que crescem no corpo em uma última tentativa para lidar com a ameaça de morte.

Dr. Bernie Siegel, famoso oncologista norte-americano, explica a importância do diagnóstico em seu livro *Amor, Medicina e Milagres* (1989).

> *"O modo no qual o médico trabalha com um paciente é de vital importância. Os clientes estão em um estado extremamente vulnerável quando lhes é apresentada a informação que poderia significar vida ou morte, e que os diz como os sintomas de uma doença irão se desenvolver. Muitos médicos utilizam*

estatísticas para explicar um prognóstico de câncer. Dizer ao paciente que ele tem de uma em cinco chances de sobreviver (significa que as chances são muito pequenas) é como eles apresentam a informação. No entanto, quem sabe o paciente não está nos 20% que sobrevivem? Como uma pessoa ouve a informação é muito importante."

Como o corpo reage a um IDIS

Um acontecimento com muito estresse por trás faz com que o corpo reaja de uma maneira que se apoie durante o problema. Nós soubemos disso no capítulo anterior. O que não está claro é que, quando vivenciamos um acontecimento estressante, um Inesperado, Dramático, Isolado e Sem estratégia para lidar com a experiência (IDIS), ele nos afeta de muitas maneiras, não apenas fisicamente. Em geral, não temos conhecimento do que está acontecendo conosco fisicamente até que o estresse nos atinge, mas o que conseguimos observar são outros efeitos, que aparecem em diversos níveis. Ao mesmo tempo, conseguimos ver que nosso cérebro, órgãos específicos, coração, comportamento e ambiente são afetados por um IDIS.

Cérebro

Nele vemos energia retida na forma de anéis que aparecem no cérebro em um local específico com base na embriologia, observada por meio de tomografias computadorizadas. Isso é relativo ao tipo de trauma que ocorreu e ao órgão mais bem destinado a apoiar o indivíduo durante esse problema específico. O que acontece no cérebro pode mudar a química dele, manifestando-se como ansiedade, paranoia, depressão ou mania. Outros problemas psicossomáticos também podem ocorrer em decorrência desse desequilíbrio. Portanto, podemos afirmar que uma mudança na personalidade ocorre na pessoa, relativa à química cerebral e ao trauma conflituoso.

Órgão

No corpo, um órgão específico reage de acordo com o trauma, por exemplo, parte do intestino cresce no Estágio de Estresse da doença (ver a página 87) ou há uma necrose, como no desgaste muscular. O órgão muda para apoiar a pessoa durante o IDIS. Depois que este foi direcionado, o que nem sempre pode acontecer, o órgão precisa se recuperar.

Em geral, essa fase do processo é dolorosa, envolve inchaço e alteração significativa da função do órgão envolvido.

Coração

A vitalidade geral da pessoa é afetada por meio de ações do coração. Como explicado no capítulo 3, o coração estampa o coração com informações a cada batida, e isso diz a todos os órgãos o que está acontecendo no ponto de vista energético. Além disso, envia uma onda magnética, colocando pessoas em ambientes diferentes e as apresentando a outras, de modo que possa resolver o trauma.

Comportamento

As pessoas mudarão sua forma de se comportar com outras pessoas, de modo que consigam encontrar uma solução para o trauma; o coração influencia essas decisões. Se há um indivíduo específico que estava lá no momento do acontecimento estressante original, então como aquela pessoa reage próximo ao indivíduo mudará de acordo com o problema (também poderia ser um grupo de pessoas, por exemplo, familiares ou colegas de trabalho).

Ambiente

O que fazemos e aonde vamos, ou pelo que nos sentimos atraídos, integra o processo como um todo. O modo no qual uma pessoa reage em relação a uma região, lugar ou item específico é afetado durante o acontecimento estressante. Por exemplo, se pessoas foram traumatizadas enquanto trabalhavam em suas mesas, esse ambiente, então, liga-se ao nível inconsciente; retornar a esse lugar pode disparar toda a sensação de estresse novamente (isso explica as doenças crônicas e alergias).

Como a doença se manifesta

Deixe-me dar um exemplo. Uma de minhas alunas, Lucille, uma mulher muito amável e com ótimo senso de humor, sofreu de ansiedade durante toda a vida. Nos termos da Desobstrução Energética Avançada, a ansiedade se dá por diversos traumas que afetam os dutos tireoglossos e a glândula da faringe.

Lucille confirmou que durante toda a sua vida sofrera de ansiedade e era capaz de identificar dois momentos IDIS independentes: o pai violento socando a mãe no ventre quando estava grávida de Lucille, e também se impondo sobre a mãe em um ataque de ciúmes quando estava alcoolizado. Esses traumas específicos afetaram a glândula da faringe e a tireoide (dutos tireoglossos) e surgiram como dois anéis nos lobos frontais em sua tomografia computadorizada (para ver o exame de Lucille, visite www.whyamisick.com). Lucille recordava de se sentir totalmente impotente durante esses choques. Ela não conseguia fazer nada, e seu corpo reagiu alterando o modo de funcionamento da tireoide (uma glândula endócrina).

Sob estresse há uma necrose celular (remoção da célula), que faz com que a quantidade de tiroxina bombeada no sangue aumente – o chamado hipertireoidismo. O motivo para o corpo fazer isso é que as pessoas são mais capazes de lidar com a coisa que as fazem se sentirem impotentes; elas não conseguem reagir mais rapidamente. No entanto, tiroxina excessiva em circulação as fazem se sentir constantemente ansiosas. E a mudança na glândula da faringe faz o corpo absorver mais oxigênio para o sangue, e o efeito real é que a pessoa apresenta mais energia para lutar ou fugir.

Toda a vida de Lucille foi afetada por esse incidente principal em cinco regiões diferentes:

Cérebro

Dois anéis nos lobos frontais da tomografia do cérebro de Lucille (córtex). Essa combinação de tireoide (dutos tireoglossos) e glândula da faringe é conhecida por significar que a pessoa sofrerá de ansiedade constante. Ela também apresentou retesamento da testa e dores de cabeça regulares nessa região.

Órgão

O corpo de Lucille apresentava excesso de tiroxina, e ela se sentia constantemente ansiosa. Os dutos da glândula da tireoide aumentaram, permitindo, consequentemente, que mais tiroxina fosse bombeada para o sangue rapidamente, visando uma reação mais rápida. E a glândula da faringe permite maior absorção de oxigênio no sangue, fazendo com que a pessoa seja capaz de reagir mais rapidamente.

Coração

O coração estava transmitindo uma mensagem para as pessoas ao redor de Lucille que a atraíam a homens e situações semelhantes à vivenciada por ela. Consequentemente, ela teve relacionamentos longos com homens abusivos e violentos; e isso ocorria em virtude de tentar resolver, em um nível muito profundo, o problema que vivenciara com o pai quando criança. A coisa estranha era que Lucille amou todos esses homens, porque todos eram violentos com ela. Era assim que ela vivenciou o amor e como as associações da infância se conectaram.

Comportamento

Ela rejeitou muitos outros homens, que considerou fisicamente atraentes, porque nunca sentia amor por eles. Ela apenas tinha relacionamentos longos com homens que, inconscientemente, repetiam o mesmo trauma original.

Ambiente

Ela se mudou para o Reino Unido a fim de fugir do passado na África do Sul e trabalhou em empregos inexpressivos porque se sentia incapaz de fazer algo que a colocasse em destaque. Ela é uma mulher inteligente, mas tinha baixa autoestima e consumia drogas recreativas para alterar o humor.

Todos os sintomas estão interligados

O fato realmente interessante sobre essa maneira de pensar usando a Desobstrução Energética Avançada é que o corpo é uma metáfora para o que está acontecendo em um nível energético. Se você apenas conhece alguns sintomas específicos de uma dessas regiões, pode claramente ver que todo o restante está interligado. Como exemplo tomaremos alguém com eczema em ambos os braços. Podemos reunir vários detalhes relacionados às outras cinco áreas:

Cérebro

Haverá dois anéis no córtex externo do cérebro, próximo ao centro da parte superior da cabeça. As pessoas terão experiências frequentes de sentirem que "apagaram" à medida que todo o processo do eczema evolui de estágio. Elas podem apresentar dores de cabeça ou pressão no topo dela, de tempos em tempos.

Órgãos

O eczema se manifestará depois de passado um período estressante. Ele provavelmente aparecerá em ambos os braços durante a infância, sempre que vivenciado um problema de separação dos pais (por exemplo, pai ou mãe que vai embora).

Coração

Durante a separação, houve momentos de não se importar com outros, seguidos de instantes de desejar ter contato com amigos e familiares. Houve um problema constante de se separar de pessoas com quem sentia uma conexão. Houve problemas com relacionamentos pessoais. A pessoa encontrou dificuldade em deixar um parceiro, e separações envolveram muito drama. Essencialmente, houve um trauma IDIS no qual a mãe e o pai se separaram abruptamente, talvez um divórcio ou separação forçada em virtude de trabalho ou outras questões.

Comportamento

Os rostos de determinados parceiros dispararam o Estágio de Estresse do eczema (discutiremos as etapas da doença no próximo capítulo); isso provavelmente aconteceu durante discussões ou em momentos em que a outra parte estava fora por certos períodos de tempo. Muito provavelmente um tom de voz específico utilizado por um parceiro disparou o Estágio de Estresse do eczema. Em geral, serão pessoas de natureza sensível que desejam manter as outras próximas.

Ambiente

Objetos específicos, fotos ou lugares dispararam o Estágio de Estresse do eczema; por exemplo, um relógio que faz tique-taque, uma foto de família, passar pela antiga casa da família ou a casa de um ex-parceiro.

Embora seja um exemplo ficcional, minha experiência de trabalho com pessoas que sofrem de eczema significa que essas ligações em todas as cinco regiões são precisas. Quando um IDIS ocorre, afeta todas as partes da pessoa, em uma maneira completamente holística. A mente e o corpo não são entidades separadas. Tudo trabalha como uma unidade integrada; tudo está conectado.

Saber isso significa que não podemos mais simplesmente tratar a química do corpo com uma pílula para resolver o problema. Precisamos observar todos os demais aspectos de uma pessoa, a fim de resolver a origem de um problema – se essa pessoa quiser melhorar e permanecer bem.

Comunicação corporal

A ligação mente-corpo não é conhecimento recém-descoberto. É bem compreendido pelos cientistas que os neurotransmissores (substâncias químicas que os neurônios utilizam para se comunicar uns com os outros) banham cada célula do corpo. Quando você tem um pensamento, cada célula do corpo, desde o dedão do pé até a célula na extremidade do seu lobo da orelha, sabe disso. Sabemos até que, quando o coração bate, imprime no sangue informações que transmitem a todas as células do corpo o que aconteceu, está acontecendo ou pode ainda acontecer. Essa informação também está sendo transmitida por meio do campo eletromagnético criado pelo coração, a fim de atrair determinadas pessoas até nós em situações específicas as quais nos permitem solucionar o IDIS. Nosso corpo se comunica de uma maneira mecânica quântica. Em outras palavras, imagine as conexões nervosas dentro de um grupo de neurônios do corpo como sendo o alfabeto. Como descreve Bruce Lipton em seu livro *A Biologia da Crença*, não temos uma única cadeia de conexões que sigam uma à outra de maneira linear – A, depois C e então C e assim por diante (ver *a seguir*). Pelo contrário, A, B, C, D, E, etc. são todos interligados como um (ver *a parte inferior*).

B → C → D → E
Modo newtoniano – a abordagem linear

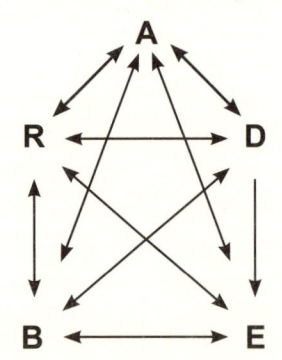

Maneira quântica – abordagem holística/interligada[53]

O modelo holístico explica por que muitas drogas não funcionam da maneira que se espera. Isso ocorre, pois, na realidade, muito mais está acontecendo. Embora a física quântica exista desde o início do século XX e cada célula do corpo funciona de uma maneira quântica, a medicina e a indústria farmacêutica ignoraram esse fato por completo. Eles ainda têm pouca noção do porquê de as drogas apresentarem os

---

53. LIPTON, B. *A Biologia da Crença*, Butterfly Editora, 2015.

efeitos colaterais que possuem, ou de os placebos funcionarem tão bem quanto – e em alguns casos melhor – a droga original. A obra *Molecules of emotion*, de Candance Pert, explica como pensamentos e emoções afetam nossa saúde.[54] Nossos corpos e nossas mentes são diferentes um do outro, ou eles realmente funcionam juntos como parte de um sistema interligado?

No próximo capítulo, exploraremos mais como a ligação mente-corpo funciona de maneira incrível manifestando sintomas em momentos específicos, com base em um programa de seis estágios com duas partes distintas: uma morna e uma fria. Essas etapas são inegáveis quando você as vê em ação, e suas implicações para toda a medicina são profundas. Essa próxima peça é fundamental para a Desobstrução Energética Avançada.

---

54. PERT, C. *Molecules of Emotions* (Scribner, 1997).

Capítulo 5

Os Seis Estágios da Doença

"Às vezes, se você se colocar na grade inferior de uma ponte e se inclinar para observar o rio deslizando abaixo, de repente saberá tudo o que é para ser sabido."
– *A. A. Milne, escritor britânico criador do Ursinho Pooh*

Sabemos que as doenças são causadas por um trauma IDIS, mas o que acontece depois? Por que manifestamos sintomas de dor, doenças ou febre? Em seguida, poderia haver um processo em que o corpo cria a enfermidade? Poderia ser tão óbvio que, uma vez detectada, você se perguntará: "como pude não ter percebido isso?". Mais importante, como os médicos poderiam não ter notado? Acredito que a história a seguir, sobre uma laringe ulcerada, abrirá seus olhos; há uma guinada no término.

LARINGE ULCERADA – UMA RESOLUÇÃO NATURAL AO ESTRESSE

Uma amiga veio a mim e contou que recentemente havia ficado acamada e desejava saber por quê. Ela estava trabalhando em um projeto muito estressante e foi acusada pelo chefe por algo que não fez. Ela passou muito tempo atormentada com as repercussões disso e estava assustada.

Durante uma semana, ela trabalhou muito duro e não dormiu bem. Ia para a cama tarde e acordava muito cedo todas as manhãs, além de levar trabalho para casa a fim de tentar resolver o problema. Ela ficou atormentada sobre quem havia feito com que seu chefe a acusasse por esse problema. Mesmo com as poucas horas de sono, ela se sentia bem e dizia estar preparada para enfrentar o mundo. Ela me contou que seus treinos na academia eram os melhores que havia feito em um longo período de tempo.

Uma semana depois, após descobrir quem era o responsável pelo problema no trabalho, ele foi resolvido. O chefe pediu desculpas e ela não se sentiu mais assustada. Algumas horas depois, ela sentiu desconforto na garganta, e nas horas seguintes começou a perder a voz. Ela não se sentiu bem, então saiu mais cedo do que o normal do trabalho, foi para casa, deitou-se cedo e dormiu profundamente. Ela ficou afastada do trabalho por alguns dias e descansou. Porém, três dias depois, ela se levantou da cama cedo, sentindo-se muito melhor. Ela foi trabalhar, mas ao meio-dia se sentiu mal novamente. Seus sintomas voltaram e ela se sentiu exausta, o que a deixou sem escolha senão deixar o trabalho e voltar para a cama. Alguns dias depois, tudo voltou ao normal.

Eu expliquei a ela que ser culpado por um problema no trabalho era um trauma IDIS. Ela estava estressada, e as membranas de sua laringe desenvolveram úlceras e incharam; ela não tinha conhecimento dessas mudanças físicas, mas biologicamente a permitiram uma inalação mais rápida do ar e, consequentemente, ela teve mais energia para resolver o problema.

Quando seu chefe se desculpou, no entanto, a necessidade de mais ar desapareceu, mas a ulceração precisava ser curada. Durante o período estressante, um vírus se acumulou no sangue. Exatamente ao mesmo tempo em que o chefe pediu desculpas, o vírus, trabalhando com o cérebro e o corpo, começou a curar as membranas da laringe ulceradas. A energia do corpo mudou de luta/fuga para a autocura. Ela ficou quente, suada, cansada, sentiu-se indisposta e com dores generalizadas. Você não consegue fazer nada além de repousar nesse período. Houve um aumento de secreção das membranas mucosas da laringe que se curava, o que a fez tossir, sua voz ficou mais profunda e tensa, suas reservas energéticas se direcionaram à cura e o tormento acabou.

> *Eu expliquei que isso é o que chamamos de "resfriado ou gripe comuns". Ela riu, dizendo: "Eu não sabia que um resfriado comum poderia ser tão incrível".*

É importante destacar também que algumas pessoas têm bronquite, e não laringite. Isso acontece mais com homens do que com mulheres, e isso se dá ao fato de nossos cérebros serem ativados. Se temos uma obstrução nasal, é porque algo entrou nele. Nós podemos ter combinações de todos os três resfriados.

A fim de realmente compreender o que está acontecendo aqui, precisamos nos aprofundar no maravilhoso mundo de nosso sistema nervoso. Os seis estágios de uma doença são primeiramente administrados pelo sistema nervoso simpático, e então pelo sistema nervoso parassimpático.

Sistema nervoso simpático

Depois que um trauma IDIS ocorre, o corpo reage para nos apoiar, de modo que consigamos lidar com o problema com o qual confrontamos. Ele ativa o sistema nervoso "simpático", que aparece como:

- Estresse, corpo tenso;
- Pensamentos obsessivos;
- Insônia;
- Falta de apetite;
- Perda de peso;
- Corpo e extremidades frias;
- Pressão arterial elevada;
- Vasos sanguíneos contraídos;
- Sudorese nervosa e fria;
- Febre.

Se quase todas as doenças ocorrem em virtude de um acontecimento estressante, que nós sabemos ser apoiado por informações científicas, então em algum momento após o estresse podemos resolver o problema do trauma que fez com que nos estressássemos originalmente. Eu digo "podemos" porque, às vezes, nunca resolvemos o acontecimento estressante e o corpo permanece em um estado de estresse contínuo.

Os dois sistemas de doença

Em todo o meu trabalho, descobri que esses dois sistemas dão sua contribuição em todas as doenças – a primeira metade estressante, seguida pela metade do descanso e da cura. Biólogos e médicos admitem que há dois sistemas diferentes – os sistemas nervosos simpático e parassimpático, mas eles não fizeram uma conexão entre ambos.

Os sistemas nervosos simpático e parassimpático são comumente chamados de "sistema nervoso independente" (que significa "não controlado pela mente"). Você pode ver na tabela a seguir que tais sistemas funcionam em equilíbrio um em relação ao outro, e direta ou indiretamente afetam quase todas as estruturas do corpo.

Órgão	Sistema nervoso simpático	Sistema nervoso parassimpático
Coração	Batimento e força aumentados	Batimento e força diminuídos
Pulmões	Musculatura brônquica relaxada	Musculatura brônquica contraída
Olhos (íris)	Dilatação	Constrição
Intestinos	Motilidade reduzida	Motilidade, digestão e secreções aumentadas
Vesícula	Músculos da parede relaxados, esfíncter fechado	Músculos das paredes contraídos, esfíncter relaxado
Rins	Secreção da urina reduzida	Secreção da urina aumentada

Na verdade, vivenciamos esses sistemas diferentes constantemente. No entanto, nossos corpos estão, na maior parte do tempo, em um estado simpático durante o dia, e à noite entramos no estado parassimpático. Depois de um acontecimento traumático e estressante, contudo, o corpo permanece no estado simpático até que uma solução para o problema seja encontrada. O corpo, assim, entra no estado parassimpático.

À noite, se vivenciamos um trauma no início do dia e estamos no estado simpático, podemos nos dar conta de que não dormimos bem; vamos nos agitar e virar e dormir um sono leve. Em um cenário pior, uma pessoa terá insônia.

Muitas pessoas vivenciam isso em algum momento de suas vidas; talvez na noite anterior a uma entrevista de emprego importante ou exame. Uma noite sem dormir não é incomum nessas situações. Depois da inversão da situação estressante, descobrir se você conseguirá ou não o emprego, ou se passou ou reprovou no exame significam o estresse vivenciado até que você consiga o que desejava, ou desiste, ou tudo deu certo para si. Uma vez o estresse tenha sido resolvido (reversão do IDIS), você descobre que precisa descansar, e muitas pessoas geralmente têm gripes ou um surto de diarreia leve. Elas se sentem quentes, suadas e irritadas. O mesmo acontece se você estressar o corpo ao limite. Por exemplo, correr uma maratona o deixa exausto e, depois dela, você precisa descansar.

Esses dois sistemas são normais e muito conhecidos na literatura médica. No entanto, o que não é óbvio é o efeito a longo prazo de permanecer no estado nervoso simpático, o primeiro sistema, em virtude de um acontecimento IDIS. Se essa é uma experiência profundamente intensa e continua por algum período, pode causar falha ou fadiga de um órgão, por exemplo, ser diagnosticado com fadiga adrenal (em geral, associada com esgotamento e síndrome da fadiga crônica), batimentos cardíacos acelerados (taquicardia), perda de peso repentina (hipertireoidismo) ou pressão sanguínea elevada.

Todos nós passamos por traumas diariamente, e alguns podem ser IDIS, mas, em geral, não são muito profundos e são rapidamente solucionados. Às vezes, somos deixados "pendurados" em um único sistema, às vezes os repetimos e, em outras situações, podemos repetir determinados ciclos diversas vezes.

Os seis estágios da doença

De uma perspectiva da Desobstrução Energética Avançada, todas as doenças são causadas por um acontecimento emocional significativo (um IDIS), seguido de estresse contínuo (Estágio de Estresse). Se o IDIS é revertido (Reversão do IDIS), o corpo entra no sistema parassimpático: primeiramente, o corpo se cura (Estágio de Reparação); depois, enfrenta um teste biológico, o "Pico". Esse ponto explica muitos desses sintomas que as pessoas apresentam quando estão doentes (discutiremos o Pico com mais detalhes no capítulo 7). Assim, na segunda metade do sistema parassimpático, o corpo entra no Estágio de Reconstrução. Aparentemente, esses seis estágios da doença podem ser usados para explicar os sintomas de qualquer enfermidade. O diagrama a seguir ilustra o processo:

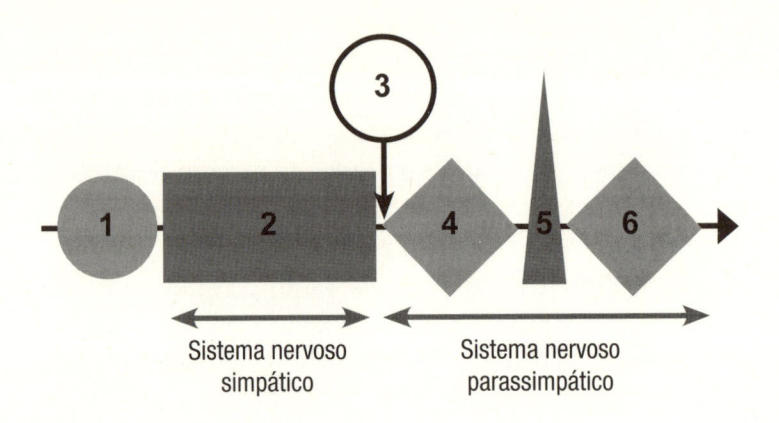

Sistema nervoso simpático | Sistema nervoso parassimpático

Legenda: os seis estágios da doença

1 IDIS
2 **Estágio de Estresse:** o sistema nervoso simpático, frio, em funcionamento
3 **Reversão do IDIS:** processo inconsciente ou consciente
4 **Estágio de Reparação:** o sistema nervoso parassimpático, quente, em funcionamento; descanso e recuperação
5 **Pico:** o sistema nervoso simpático, curto, em funcionamento; estresse imenso no corpo; também é um teste para a mente, para o corpo e para o coração
6 **Estágio de Reconstrução:** o sistema nervoso parassimpático em funcionamento; reabastecimento das reservas energéticas

Compreendendo os seis estágios

Antes de a doença acontecer, nos sentimos bem, estamos saudáveis. Nós atravessamos os ritmos do dia e da noite – despertos durante o dia e dormindo à noite. No entanto, vamos imaginar que estejamos muito atarefados no trabalho, nos forçando, dormindo menos e trabalhando duro, nos alimentando de *fast-food*, bebendo muito café e quantidades excessivas de álcool, e não nos exercitando, o que significa que nossa vitalidade e as reservas podem se esgotar. É importante observar, no entanto, que podemos estar totalmente saudáveis para que um IDIS nos afete, mas, em geral, esses acontecimentos acontecem quando nossa vitalidade ou energia vital da vida está reduzida. Então vamos percorrer as seis etapas:

1. IDIS

Nós vivenciamos um IDIs que nos pega desprevenidos. Esse é o trauma Inesperado, Dramático, Isolado, que se apresenta Sem estratégia para que lidemos com o problema. Durante esse período, o cérebro registra tudo: o que vemos, ouvimos, sentimos, provamos, cheiramos e determinadas palavras são registradas e armazenadas. Um desses sentidos tem a maior parte da energia ligada a ele. Em geral, isso é tanto o tom da voz de uma pessoa quanto o olhar que ela dá, ou outra coisa visual, como uma joia. Uma esfera distinta e clara, vista como um anel em uma tomografia, aparece no cérebro em uma região específica, correspondendo ao órgão que foi escolhido para lidar com o problema de maneira mais eficaz. Essa esfera possui toda a energia retida que corresponde ao trauma, que também transmite uma onda de energia, por intermédio do coração, para todo o corpo e externamente por ondas eletromagnéticas. Isso, por sua vez, afeta nosso pensamento, todas as emoções são armazenadas no intestino, o modo no qual reagimos socialmente altera, e onde estamos em nosso mundo, em nosso ambiente, muda significativamente.

2. Estágio de estresse

O sistema nervoso simpático, frio, está em funcionamento.

Aqui nós vivenciamos o segundo estágio, normalmente como estresse. Nossas mãos e nossos pés estão frios; nós comemos pouco (e o pouco que comemos é, em geral, *fast food*, tem alto teor de açúcar ou é muito ácido, por exemplo, alimentos processados). Nós podemos consumir carboidratos açucarados e drogas recreativas ou beber excessivamente durante esse período, porque estamos tentando nos livrar do estresse que sentimos. Nós pulamos refeições, nossa pressão sanguínea aumenta e podemos apresentar sudorese nervosa e fria. O pensamento obsessivo assume toda nossa vida. Se essa etapa estressante se estender por qualquer período de tempo, nós perdemos peso. O sangue é direcionado do trato digestivo para os músculos e órgãos vitais, daí a razão para a perda de apetite.

Nós temos uma alta produção de glicose e uma secreção aumentada de adrenalina, tornando as reações mais rápidas possíveis. Além disso, dormimos de forma irregular e por curtos períodos de tempo. A insônia é comum. O órgão afetado modifica-se pela necrose (remoção de célula), como no alargamento de um tubo, por exemplo, um vaso sanguíneo ou tubo brônquico, permitindo que mais fluido/ar o percorra. Ou o corpo produz mais células; por exemplo, mais células intestinais são criadas para produzir mais leite para nutrir uma criança e fazê-la recuperar a saúde.

A depender do órgão e sua disposição no corpo, haverá um crescimento de fungos, bactéria ou de um vírus, que passará despercebido, porque está no sangue. Os micróbios estão inativos, e o número de células microbianas produzidas é diretamente proporcional ao número de células perdidas ou que cresceram. Isso significa que, para cada célula que cresce, há um número igual de células da bactéria que crescem no sangue, mas *apenas* se você estiver exposto ou tem uma bactéria no seu sistema. Os vírus são produzidos durante esse período em um número de acordo com a redução das células. Às vezes, nós não temos em nosso sistema o fungo, bactéria ou vírus necessário. Se for esse o caso, o corpo o buscará no ambiente, caso contrário, não será produzido.

Às vezes, alguns parasitas se acumulam no corpo. Isso parece ser ótimo na remoção de metais pesados, por exemplo, mercúrio do sistema, e o corpo também determina o número de parasitas. No Estágio de Estresse, o parasita está se multiplicando, preparando-se para a etapa seguinte.[55] Os parasitas se desenvolvem em ambientes ácidos, e no Estágio de Estresse o corpo está ácido.

Os sintomas típicos do Estágio de Estresse podem ser constipação, perda de força em determinados músculos, energia excessiva, capacidade de respirar com a parte inferior dos pulmões sem esforço e com pouco ou nenhuma produção de muco, descamação da pele, aumento da sensibilidade nasal, sensibilidade ao toque (como nas glândulas mamárias) e espessamento da camada inferior da pele (derme).

---

55. WEINSTEIN, J. "Role of Helminths in Regulating Mucosal Inflammation", Springer Seminars in Immunopathology, 2008: Disponível em: <http://www.vitals.com/doctors/Dr_Joel_Weinstock/credentials#ixzz2Oc5U4Hu6>.

3. Reversão do IDIS

Processo inconsciente ou consciente

O trauma IDIS está superado; ou estamos conscientes do que está acontecendo ou totalmente inconscientes de que algo foi resolvido. Bons exemplos de estar consciente seriam quando deixamos um relacionamento muito estressante de uma vez por todas, ou uma discussão totalmente resolvida. Exemplos inconscientes seriam um acontecimento revertido enquanto dormimos. Você acorda com febre, apesar de ter ido deitar sentindo-se bem. Ou algo dispara uma associação que inconscientemente o faz lembrar de uma pessoa. A reversão de um conflito ocorre no mesmo sentido que o disparou. Porém, é oposto ao disparo, ou seja, um tom diferente que resolve o problema ou uma imagem oposta – por exemplo, uma pessoa olha para você com um sorriso verdadeiro em vez de com a careta irritada do trauma original. Nesse momento, os sintomas começam a aparecer, e começaremos a vivenciar os sentimentos do Estágio de Reparação. Um exemplo seria quanto você se sente como se o peso do mundo estivesse sobre seus ombros.

4. Estágio de reparação

O sistema nervoso parassimpático, quente, está funcionando; descanso e recuperação.

O estágio começa exatamente depois da reversão do IDIS, e então os sintomas começam a ser desagradáveis. Você sente o alívio imediatamente na reversão do IDIS, mas, dependendo do estresse anterior, os sintomas dolorosos podem não se manifestar até o fim daquele dia; por exemplo, você pode estar em uma reunião em que resolve algo importante, tem os primeiros sintomas de um resfriado, como nariz escorrendo, e se sente cansado, então se estressa um pouco ao beber café. Você tem um jantar naquela noite, mas os sintomas se intensificam mais. Sua garganta inflama, então você toma um remédio para resfriado, que provavelmente contém cafeína e estressa seu corpo um pouco mais para combater os sintomas. Você acorda na manhã seguinte com o resfriado.

Nesse período, o órgão estressado é reparado. Se houve uma redução de célula, como no alargamento de um vaso sanguíneo para permitir que mais sangue flua, isso precisa ser corrigido. As células que foram eliminadas no Estágio de Estresse são repostas. Nos vasos sanguíneos, isso resulta em inchaço e na restrição do fluxo sanguíneo. No músculo, ele se recupera e incha. Isso é realizado pelo corpo, que funciona em homeostase com o fungo, a bactéria ou os vírus que estavam sendo produzidos no sangue durante o Estágio de Estresse.

Em órgãos em que houve um aumento de células (como no intestino ou nas glândulas mamárias), as células extras não são mais exigidas, portanto são consumidas pelos fungos ou bactérias. Se a bactéria não estiver no sistema, o problema fica "encapsulado" – uma película fina de pele se forma ao redor das células extras, no local em que estão inativas. No intestino, os parasitas começam a morrer, como se desgostassem desse ambiente alcalino. Sua função foi realizada.

Mais água é utilizada para dar apoio a esse processo; por isso, o inchaço é normal em que o órgão precisa ser recuperado. O inchaço justifica a dor durante esse período; no entanto, inchaço em excesso se dá pela doença tubular renal (ver a página 94). O corpo direciona todo o sangue para os órgãos digestivos – nós apresentamos mãos e pés quentes. A pressão sanguínea está baixa, nossa temperatura está mais elevada do que o normal, e normalmente temos uma febre. Transpiramos e nos sentimos quentes e cansados; nossos órgãos digestivos recebem mais sangue, e nosso apetite lentamente retorna (mas da mesma forma que no Estágio de Reconstrução). Observação: antifúngicos, antibióticos e antivirais destroem o equilíbrio natural do corpo – fungos, bactérias e vírus (micróbios). No entanto, é importante compreender que, em casos graves, essas intervenções médicas realmente salvam vidas.

5. Pico

Sistema nervoso simpático, curto, em funcionamento; estresse imenso no corpo; também é um teste para a mente, o corpo e o coração

O Pico é um dos pontos mais importantes do processo da doença, tanto que dediquei o capítulo 7 a esse fenômeno. É quando a maioria das pessoas realmente pensa que a doença ou o problema está revertendo ou piorando significativamente. O Pico parece ser um teste biológico, além de servir a outro propósito: o de expelir a água utilizada no Estágio de Reparação. É um momento desafiador, porque os sintomas podem ser tão agudos e, em alguns casos, fatais; por exemplo, como em uma parada cardíaca.

Alguns dos sintomas típicos são: sentimento de pânico após se sentir totalmente relaxado, dores de cabeça (desde moderada até enxaqueca), câimbras musculares, espasmos musculares, ataques epiléticos, ataques de tosse, de espirros e de coceiras. A urinação excessiva também é um fator comum nesse período. As pessoas geralmente percebem que têm de ir muito ao banheiro, e a quantidade de água eliminada é significativamente maior do que aquela ingerida durante o dia. O Pico acontece no meio do caminho entre o início do Estágio de Reparação e o término do Estágio de Reconstrução.

6. Estágio de Reconstrução

Sistema nervoso parassimpático em funcionamento; reabastecimento das reservas energéticas

Depois do Pico, entramos no Estágio de Reconstrução. Nesse período, ainda nos sentimos indispostos, mas a dor principal desaparece. As infecções terão diminuído, mas ainda não voltamos ao normal. Comemos mais nessa etapa, e é comum se sentir faminto. As pessoas tendem a ganhar peso, pois o corpo reconstitui suas reservas. O reparo principal é realizado, porém, agora o corpo tem de garantir que os órgãos afetados são mais capazes de lidar com uma repetição possível do problema. Aqui temos cicatrizes, uma Reconstrução.

Nossos músculos aumentam de tamanho, nossos ossos são mais fortes no local da fratura do que ao redor do osso quebrado, a pele engrossa ou o órgão geralmente se fortalece. Quando a Reconstrução é completada, mais sintomas surgem. As paredes intestinais são reconstituídas e, quando isso ocorre, nosso intestino pode inflamar e podemos estar mais sensíveis a determinados alimentos. Se houve degradação das células, como no resfriado comum, vias nasais, laringe, brônquios ou todas as três paredes são reconstituídas; sentimo-nos sem ar e espirramos ou expelimos o excesso de muco necessário para a reparação prévia da parece celular.

Um exemplo óbvio disso é o crescimento excessivo de pele que ocorre quando nos cortamos. Uma crosta parece excessiva à reparação/ reconstrução, que está acontecendo embaixo. Quando a crosta cai, uma cicatriz é deixada. Isso também acontece na mucosa dos brônquios, e é isso que percebemos quando assoamos o nariz ou tossimos catarro. Você verá que este é amarelo, marrom ou levemente ensanguentado. Além disso, se observar os brônquios, o verá com marcas.

Ao término do Estágio de Reconstrução, concluímos o processo; começamos a nos sentir melhor e nossa energia retorna. Isso pode demorar; quanto mais profundo o Estágio de Estresse, mais demorará esse processo. Nesse período, pode haver alguns restos do processo, por exemplo, uma crosta pode perdurar por mais tempo até que esteja pronta para cair, ou ainda pode haver algum muco preso nos brônquios ou nas vias nasais, que eventualmente eliminamos com a tosse ou pelo nariz. O intestino deixa de ficar tão sensível a determinados alimentos. O inchaço de órgãos específicos diminui e o tamanho volta ao normal. Qualquer dor diminui e, finalmente, cessa.

Por fim, nos sentimos normais e todos os sintomas remanescentes do Estágio de Reconstrução desaparecem, exceto, talvez, por uma cicatriz, o crescimento aumenta (uma película fina de pele se forma ao redor do crescimento) ou extremidades soltas de tecido velho, que não fazem nada. Em geral, nos sentimos bem por dentro e funções corporais normais são retomadas. A região que foi afetada geralmente não possui material biológico extra em excesso ao seu redor. Pode haver algumas cicatrizes (que tendem a ser mais fortes, porém menos duráveis do que o tecido original). Às vezes, a reparação/reconstrução deixa um acúmulo excessivo de pele, osso ou material que pode ser removido, como um tumor que foi encapsulado, ou calcificação ao redor de um osso. Ou há redução da célula, como uma covinha com cicatriz de acne. Nesse momento, acabamos por nos sentir bem, e o ritmo normal do dia e da noite é retomado.

Ritmo dos seis estágios

Algo realmente fascinante e digno de nota sobre os seis estágios é que a duração do Estágio de Estresse é, em geral, mas não sempre, igual à duração dos Estágios de Reparação, Pico e de Reconstrução juntos. E o Pico geralmente ocorre exatamente no meio do período. Isso pode significar que um profissional treinado em um nível elevado de Desobstrução Energética Avançada com informação suficiente é capaz de determinar exatamente quando ocorreu o início do processo da doença, com base em quando certo estágio começou. Faço isso regularmente com meus clientes. Se sei que um paciente começou a ter sintomas dolorosos, o Estágio de Reparação, e se consigo determinar o ritmo do Pico, consigo também fazê-lo para o tempo exato em que o trauma IDIS ocorreu. E sou capaz de dizer aos clientes exatamente em que momento começarão a se sentir melhor. Em outros casos, sou capaz de prepará-los de modo que consigam passar pelo Pico sem medo, tendo por certo que o corpo está fazendo o que é destinado a fazer: curar-se.

Bactérias no sistema

Se não tivermos as bactérias necessárias em nosso sistema, possivelmente em virtude da ingestão de antibióticos, o corpo captará a bactéria necessária de seus arredores para concluir o Estágio de Reparação. É o ponto em que precisamos ser cuidadosos se estivermos de férias ou viajando. Em geral, corremos como idiotas para preparar tudo antes da partida. Nós nos pressionamos; discussões são comuns (em especial entre parceiros ou cônjuges). Nosso chefe nos pede para concluir um projeto complexo em dois dias (algo que normalmente levaria uma semana) e não temos escolha senão realmente trabalhar duro e até tarde. Ficamos frustrados e bravos. Outras coisas acontecem que tomam nosso tempo precioso, piorando a situação. É mais provável que vivenciemos um ou dois IDIS. Esse é o Estágio de Estresse. Finalmente, chegamos a nosso destino e relaxamos. Nesse momento, entramos na Reversão do IDIS. Nós fazemos as pazes com nossos parceiros, e esquecemos nosso chefe e aquele projeto. Toda raiva e frustração são esquecidas.

O problema surge pelo fato de a maioria de nós viver em um ambiente estéril atualmente – por causa de sabonetes antibacterianos, limpadores, banhos diários, etc. – ou ingerimos antibióticos ou comemos alimentos que contêm estes, geralmente não temos a bactéria necessária em nosso intestino para que nos curemos. Então, o corpo utiliza a bactéria mais adequada que consegue obter no ambiente – em geral, da comida local. Nós então descobrimos que, em alguns dias de férias, acabamos por ter diarreia (o Pico). Ela não ocorre por causa da comida ou do processo de cocção, que assumidamente pode ser muito limpo. É porque o corpo obtém e usa qualquer vírus, bactéria, fungo ou parasita necessários para concluir o Estágio de Reparação. Nos países estrangeiros, essas bactérias têm uma tensão diferente daquelas com as quais crescemos em nosso ambiente normal, o que justifica por que a reação pode ser muito violenta em alguns casos.

Então, quando visitamos um país diferente, os micróbios são diferentes. As pessoas da região não têm a mesma reação ao consumir aquele alimento. Um amigo meu do Egito, dr. Khaled Al-Damallawy, me contou que no Cairo as crianças mais saudáveis são as de famílias mais pobres. Elas desenvolveram um estoque de micróbios ao brincar nas ruas e, embora não consigam pagar por antibióticos nem vacinas, de longe não têm os mesmos problemas de saúde das crianças de famílias mais abastadas. No Egito, muitas pessoas se sentem confusas por causa desse paradoxo social, mas depois de dr. Klahed Al-Damallawy ter ouvido sobre os seis estágios e como os micróbios trabalham na homeostase com o corpo e o ambiente, afirmou que fez mais sentido do que outras hipóteses.

Voltando aos seis estágios e a como as pessoas reagem na maioria dos casos, uma pessoa saudável vivenciará um processo completo de doença – um Estágio de Estresse seguido pelos de "Reparação e Reconstrução", incluindo um Pico no meio. Porém, o distinto ritmo do processo pode ser interrompido por drogas recreativas, estimulantes (por exemplo, cafeína), ou medicamentos em excesso (por exemplo, analgésicos, como ácido acetilsalicílico [aspirina], acetaminofeno (paracetamol), codeína, ibuprofeno ou anti-inflamatórios, pois podem estimular o sistema e prolongar o processo da doença.

Inchaço: doença tubular renal

O inchaço excessivo durante a fase de cura ocorre em virtude da doença tubular renal. Esse é um conflito isolado e se relaciona especificamente à parte dos rins que regulam a água por todo o corpo. O IDIS que causa isso é uma questão de se sentir totalmente abandonado ou isolado. Outra consequência disso é sentir que "não irei conseguir". Pacientes com doenças terminais e os idosos (em especial quando residem em lares convalescentes) geralmente vivenciam esse IDIS, já que sentem que estão, literalmente, esperando a morte.

O motivo pelo qual o corpo retém água nessas regiões é evitar que o corpo morra de desidratação. Essa síndrome data de milhões de anos, quando os humanos necessitavam de um sistema de sobrevivência por serem expostos a ambientes extremamente quentes ou frios sem qualquer proteção.

Esse trauma IDIS ocasiona intensa retenção de líquidos dentro e nos arredores do órgão que está passando pelos Estágios de Reparação ou Reconstrução. As pessoas que apresentam essa síndrome podem ter inchaço no abdome depois de ingerir muito álcool, ou nas pernas e nos tornozelos, depois de praticar algum esporte. Porém, pode ocorrer em qualquer parte do corpo que está passando pelos Estágios de Reparação ou Reconstrução. O problema pode se repetir diversas vezes, como uma doença crônica. Exemplos disso são artrite ou ganho de peso sem que se coma excessivamente (conheci pessoas que ganharam diversos quilos, literalmente, da noite para o dia, sem ingerir nada a mais).

A leucemia é outro exemplo extremo dessa síndrome, e os Estágios de Reparação/Reconstrução da medula óssea curam essa doença tubular renal. Outros exemplos são articulações inchadas ou até membros inteiros. Trabalhei com um cliente cujo joelho tinha o tamanho de um melão pequeno; a dor era tão intensa que ele estava conversando com seu cirurgião sobre amputar a perna acima do joelho.

CRUPE – MEDO

Meu filho tem crupe (laringotraqueobronquite), uma condição respiratória geralmente disparada por uma infecção viral aguda da parte superior das vias aéreas que afeta muitas crianças pequenas. A medicina não sabe sua causa, mas a partir da perspectiva da Desobstrução Energética Avançada o motivo é simples e pode ser explicado e tratado com facilidade.

Meu filho tem um trauma IDIS possivelmente da escola, comumente um medo de que alguém bata nele ou tire algo que pertença a ele, como um brinquedo que adora. Ele vive no Estágio de Estresse até a Reversão do IDIS. Isso afeta seu trato bronquial superior, mas não há sintomas físicos notáveis, embora comportamental e ambientalmente ele se torne maníaco, não durma no horário normal, não se alimente bem, tenha energia em excesso e não deseje ir à escola – o Estágio de Estresse.

Quando o IDIS é revertido, ele tem bronquite, além de doença tubular renal. Seus pulmões se enchem de mais água, que não causa nenhum problema quando está acordado, mas assim que ele deita para dormir, a água lentamente passa por sua garganta e causa uma tosse horrorosa. Há pouco ou nada que nosso médico possa fazer, exceto prescrever esteroides para reverter os sintomas e levar o corpo de volta ao Estágio de Estresse. Às vezes, os antibióticos são prescritos para suprimir a bronquite. Eles podem demorar dias para surtir efeito e geralmente não fazem nada, pois se trata de uma infecção viral, e não bacteriana.

A resposta é muito simples; durante esse período coloquei Oliver sentado na cama, apoiando-o com travesseiros. Assim, ele dorme, não tosse e se recupera muito rapidamente. Ele agora está alcançando a idade em que provavelmente posso trabalhá-lo para limpar o IDIS, embora tenha ocorrido apenas uma vez no ano passado. Em 2016, ele completa 6 anos.

Eu originalmente aprendi que a doença tubular renal era impossível de ser revertida, e por muitos anos tentei e fracassei para resolver esse problema em meus clientes. No entanto, meu acontecimento de referência foi com uma senhora da Dinamarca cujo braço estava com o tamanho triplicado. Ela sentia tanta dor e o grito dela intenso acordava as pessoas nos cinco andares do edifício em que vivia. Trabalhei com ela à noite, durante 18 horas, e o inchaço diminuiu e o braço dela voltou ao normal.

Mais tarde, obtive o mesmo sucesso com outras pessoas cujos membros estavam inchados, mas demorou muito tempo para encontrar o IDIS. Uma delas era Susie Shelmerdine, treinadora de Técnicas de Liberdade Emocional e Reimpressão da Matriz que tinha um inchaço nas gengivas superiores que duraram mais de dois meses; ela não conseguiu falar durante esse período, pois o inchaço a afetou demasiadamente. Enquanto trabalhava com ela, resolveu o momento IDIS (Reversão do IDIS) e o inchaço diminuiu da noite para o dia.

Depois que desenvolvi a Desobstrução Energética Avançada, fui capaz de encontrar o IDIS em minutos em vez de em horas, o que transformou essa síndrome de algo que ameaçava a vida e extremamente dolorido para algo facilmente administrável.

Dra. Diana Stephanie-Hunyady, médica e uma de minhas alunas mais capacitadas de Desobstrução Energética Avançada, em relação ao que ouviu sobre sua doença, disse: "a enfermidade tubular renal soma mais de 50% de todas as doenças que um médico vê em sua prática", e ela concordou que esse provavelmente era o motivo para que os sintomas pareçam 100% piores do que realmente são.

Médicos tentam e aliviam esse problema prescrevendo diuréticos, mas eles não parecem funcionar tão bem na doença tubular renal; realmente impedem mais inchaços, mas não os diminuem. Esteroides, geralmente utilizados nesses problemas, podem realmente piorar o problema, porque exacerbam o motivo para que a energia dos rins produza mais água, e, portanto, aumentam a retenção de líquidos e o inchaço.

Cura natural

Se você está indisposto, é sempre melhor buscar um diagnóstico médico, mas, se possível, permita que o corpo passe pelos seis estágios de cura sem remédios, pois isso geralmente funciona para a maioria das pessoas saudáveis. Como um todo, os indivíduos têm dores e doenças nos Estágios de Reparação e Reconstrução. Remédios e outras terapias provavelmente retardam o processo de cura e podem impedir que a pessoa melhore; e precisamos completar o processo da doença em algum momento.

Não sou contra remédios, e há momentos em que os efeitos dessas drogas são úteis, como no caso de uma de minhas clientes que tinha diversos tumores no cérebro. Ela tomou uma pequena dose de esteroides e foi capaz de trabalhar, tendo ficado acamada por um mês e incapaz de mexer a cabeça, porque todas as vezes em que o fazia acabava com uma dor de cabeça forte. Acredito que a maioria dos tumores do cérebro se deve a um anel nele que cura com a doença tubular renal; o tumor literalmente retém água excessiva dentro e ao redor do interruptor cerebral, que está em seu Estágio de Reparação ou Reconstrução.

Uma pequena dosagem de ácido acetilsalicílico (aspirina) é, em geral, prescrita por pessoas que tiveram problemas cardíacos. Isso as mantêm em um Estágio de Estresse menor. Por exemplo, meu sogro toma uma pequena dose de aspirina todos os dias; ele sofreu uma cirurgia de triplo *by-pass* em 1999. Constantemente apresenta estresse moderado e também leve ansiedade em relação a tudo. Isso é algo bom, pois se ele entrasse no Estágio de Reparação, poderia sofrer um ataque cardíaco no Pico novamente, o que, na idade de mais de 70 anos seria muito preocupante para ele. Dessa forma, é melhor ter um pouco de estresse do que resolver o problema totalmente, e ele parece feliz por viver com esse nível de ansiedade moderado.

No Ocidente, muitos de nós vivem em um ambiente estressante, e simplesmente beber grandes quantidades de chá e café diariamente estressa nossos corpos. Em determinado momento retirei todos os alimentos estimulantes de minha vida: chá, café, açúcar e comidas processadas, a fim de vivenciar como era ter um estilo de vida livre de alimentos que induzem o estresse. Também larguei as carnes vermelhas, porque quando um animal é morto em um abatedouro, o medo coletivo faz com que um surto de adrenalina passe por todo o corpo, pois o animal está estressado. Isso significa que, se você não come carne vermelha com tanta frequência e consome um bife malpassado, pode obter um fluxo de energia da carne quando seu corpo digere a adrenalina que estava no sangue do animal abatido.[56]

---

56. FERGUSONA, D.; WARNER, R. Have We Underestimated the Impact of Pre-slaughter Stress on Meat Quality in Ruminants?. *Meat Science*, 2008. Disponível em: <http://www.

A experiência de viver sem alimentos que induzem o estresse foi tão agradável que tentei manter minha dieta dessa maneira. Também baixei meu peso para o ideal muito rapidamente. Porém, na realidade, viajar e ficar com muitos amigos pelo mundo torna desafiador sempre manter essa dieta.

O fato é que somos máquinas de cura; entramos e saímos desses estágios todos os dias de alguma forma, e o corpo é facilmente capaz de se adaptar e lidar com esses problemas. Somos destinados a fazê-lo. Apenas quando os traumas são muito profundos e intensos – como em um trauma IDIS – há um problema, ou os traumas se repetem como em doenças crônicas ou com cânceres, que geralmente ocorrem em virtude de uma decisão que a pessoa não consegue sobreviver ao trauma IDIS.

Apenas para ilustrar essa questão, eu estava ministrando um treinamento em Bristol, Reino Unido, e aconteceu de falar sobre os seis estágios. No fundo da sala um de meus assistentes estava digitando no computador, o que realmente perturbou um dos representantes, John, e ele desenvolveu um zumbido (o Estágio de Estresse de um conflito de audição). O zumbido era exatamente na mesma frequência que o bater das teclas. É isso o que acontece com o zumbido; a frequência combina com o tom que a pessoa não deseja ouvir. Depois de 30 minutos dessa digitação irritante, John falou com o assistente e pediu educadamente que parasse de digitar. Ele se desculpou e parou. John então teve uma perda menor de audição por 30 minutos, com uma pequena batida nos tímpanos que durou um minuto no meio do intervalo (próximo dos 15 minutos) e passou pelo Pico. Depois disso, o problema foi totalmente resolvido.

A maioria das dores em situações como essas passa despercebida, mas descobri que esses seis estágios parecem que funcionam de maneira tão elegante que, embora ainda não haja pesquisas que confirmem o processo deles, a evidência empírica é inegável. Lembre-se, os seis estágios envolvem o sistema nervoso simpático seguido pelo sistema nervoso parassimpático. Os dois sistemas são totalmente compreendidos pelos médicos, mas eles não aderiram a ambos. E, novamente, os seis estágios permitem que eu e outras pessoas que treinei na Desobstrução Energética Avançada estabeleçam exatamente a causa de um processo de doença trabalhando em retrocesso a partir de mudanças específicas pelas quais um cliente passou.

meat-food.com/allfile/techpaper/2008/Have we underestimated the impact of preslaughter stress on meat quality.pdf>. Acesso em: 1 mar. 2013.

Evidências para os seis estágios de doença

Há algumas evidências que apontam para a ligação entre os Estágios de Estresse, Reparação, Pico e Reconstrução no livro inovador de Bruce Lipton, *A Biologia da Crença*.[57] O corpo tem 50 trilhões de células funcionando e se reparando, e pensou-se que esse processo acontecia ao mesmo tempo. No entanto, Lipton descobriu que não era o caso:

> *"Os mecanismos que ajudam no crescimento e na proteção não consegue operar ao mesmo tempo. As células não conseguem, simultaneamente, ir para trás e para a frente".* [58]

Esta teoria se encaixa em dois sistemas diferentes que são aceitos – simpático e parassimpático – que, a exemplo das células, operam em momentos distintos.

De modo semelhante, uma pesquisa de 2005[59] que examinava o trabalho de Geerd Hamer e fazia referência a teorias antigas de Aaron Antonovsky, Abraham Harold Maslow e Viktor Emil Frankl aponta os seis estágios como verdade.

Dr. George Kulik, professor-assistente de biologia do câncer e pesquisador sênior, escreveu um artigo na publicação norte-americana *Science Daily*:

> *"Cientistas da escola de Medicina da Universidade Wake Forest são os primeiros a registrar que o hormônio do estresse epinefrina promove doenças nas células do câncer de próstata e mama que podem tê-las tornado resistentes à morte da célula. Esses dados sugerem que o estresse emocional pode contribuir para o desenvolvimento do câncer e também pode reduzir a eficácia dos tratamentos de câncer".*[60]

Determinadas células crescem no Estágio de Estresse, como as do câncer de próstata e do câncer de mama com linfonodos negativos, por

---

57. LIPTON, B.; BENSCH, K. *et al*. Microvessel Endothelial Cell Trans-differentiation: Phenotypic Characterization, *Differentiation*, 1991; 46: 117-133.
58. *Ibid*.
59. VENTEGODT, S.; ANDERSEN, N. J.; MERRICK, J. Rationality and Irrationality in Ryke Geerd Hamer's System for Holistic Treatment of Metastatic Cancer, *The Scientific World*, 2005, 5, 93-102 ISSN 1537-744X; DOI 10.1100/tsw.2005.16.
60. Wake Forest University Baptist Medical Center. Stress May Help Cancer Cells Resist Treatment, *ScienceDaily*, 2007. Disponível em: <http://www.sciencedaily.com/releases/2007/04/070410103023.htm>. Acesso em: 26 mar. 2013.

isso a eficiência de muitos tratamentos de câncer diminui um tumor, porque os tratamentos de câncer tradicionais, como quimioterapia e radioterapia, colocam o corpo sob estresse imenso.

Também é interessante que os cientistas olhem as células em placas de Petri, mas omitem considerar que o estresse esteja relacionado a doenças (muito provavelmente depois de um trauma IDIS). Os cientistas não falam com as pessoas cujas células estão sendo examinadas. Eles sabem que a mente e o corpo são ligados, mas falham ao incluir esse fato vital quando estudam um grupo de células. Uma falha fundamental em toda pesquisa médico-científica é que "a mente" não está lá para influenciar as células. Em *O experimento da intenção*, Lynne McTaggart explica em grande detalhe como o fenômeno da mente influencia tudo, inclusive as células em nosso corpo.

A medicina não sabe por que um câncer se desenvolve. Eles não têm ideia de que alguns cânceres se desenvolvem depois de um acontecimento estressante ter acontecido (por exemplo, cânceres de intestino e de mama com linfonodos negativos) e geralmente apenas realmente se mostram como protuberâncias um a três anos depois. Alguns crescem nos Estágios de Reparação e Reconstrução, como a leucemia, que é o Estágio de Reparação dos ossos (junto à doença tubular renal) – o Estágio de Estresse é osteoporose, portanto, degradação celular. No fígado, que possui dutos que vão até a vesícula biliar, o Estágio de Estresse é a cirrose; o Estágio de Reparação é hepatoma ou carninoma hepatocelular. Descobertas recentes interessantes sugerem que o vírus que se pensava são a causa das hepatites virais A, B, C, D, E e G (o vírus da hepatite F é um hipoteticamente ligado à hepatite. Há diversos candidatos para o vírus da hepatite F desde 1990, mas nenhum foi fundamentado). A medicina tenta matar o vírus, mas não se havia pensado no motivo pelo qual o vírus surge neste momento, no Estágio de Reparação.

Metástase – cânceres secundários

Ao que se refere à temida metástase, ou cânceres secundários, também podemos atribuí-los aos seis estágios. A noção comum de que as células cancerígenas percorrem o corpo e se prendem a órgãos específicos aleatoriamente nunca foi comprovada. É uma hipótese que tem pouca ou nenhuma fundamentação científica ou médica. Essa hipótese foi criada porque algumas células surgem em determinados locais, como células cancerígenas no ovário e nos testículos que crescem em outras partes do corpo, por exemplo, os pulmões. Porém, isso acontece apenas em 5% ou em menos casos. O motivo para isso é o estouro de um cisto ovariano, em geral causado pela doença tubular renal (ver a página 94), na qual a água excessiva é armazenada dentro e ao redor do órgão, fazendo-o inchar. Não ameaça a vida, a menos que afete uma pessoa mecanicamente, pois irá parar de crescer, no caso de cistos ovarianos, depois de nove meses.

Os outros 95% dos cânceres secundários são constituídos das mesmas células do próprio órgão. As células de um câncer primário, como o câncer de mama, não surgem nos pulmões como um câncer secundário. Essas células secundárias são constituídas de células pulmonares.

O que está causando esses cânceres secundários? Um diagnóstico médico de tal magnitude como o câncer. Imagine uma mulher que recebe a notícia de que tem câncer de mama e precisa ter o seio removido. É compreensível que isso possa causar uma infinidade de momentos IDIS e, dependendo de como a mulher reage, poderia causar qualquer um de um número de cânceres secundários, como:

- Medo da morte – câncer de pulmão;
- Medo de não conseguir sustentar a família – câncer de fígado;
- Falta severa de autoestima e falha – câncer nos ossos (especialmente nas costas);
- Crise pessoal (feminilidade sob ameaça) – câncer linfático.

Todos esses cânceres não provêm das células originais da mama, e sim de traumas IDIS individuais.

À medida que nos aprofundamos nos seis estágios, estou certo de que você encontrará – assim como eu e todos que ensinei – que esses seis estágios são inegáveis. Todas as doenças, desde uma simples pústula no rosto até um câncer que ameaça a vida, têm sua origem e explicação para crescer e curar nos seis estágios. Mesmo em todas as remissões espontâneas, uma pessoa passa pelos seis estágios. Durante esses assim chamados milagres, ela passa por um momento muito quente e complicado em que quase morre, apenas do outro lado curada: o Pico (também ver a página 118).

No próximo capítulo, observaremos por que determinados sintomas aparecem e desaparecem, e então reaparecem, por que pessoas podem sofrer por dez anos de fadiga crônica ou eczema, ou toda a sua vida adulta com síndrome do intestino irritável ou acne. Por que pessoas com esclerose múltipla têm ataques e por que os pacientes de Parkinson não se chacoalham à noite, mas chacoalham o dia inteiro. Nós também analisaremos as alergias: por que elas começam de repente e o que realmente as disparam.

Capítulo 6

Por Que as Doenças São Recorrentes

"O sistema imunológico não evolui para alergias. Por que em centenas de bilhões de anos de evolução evoluiríamos para uma reação à alergia?"

– *Dr. Joel Weinstock, escritor norte-americano e gastroenterologista*

Então, o que faz alergias, doenças crônicas, problemas recorrentes e câncer ressurgirem? Por que isso acontece? Os ácaros causam asma? Por que pomadas à base de esteroide não curam eczema? O sabão para lavar roupas é responsável por erupções cutâneas? A síndrome do intestino irritável é causada apenas por alimentos, e por que certos alimentos a pioram enquanto outros não? Por que ninguém, sejam médicos complementares ou alternativos, sabem como curar esses problemas? Eles prometem o mundo, mas, em geral, nunca se pronunciam plenamente.

De acordo com a Desobstrução Energética Avançada, há seis estágios de processo de uma doença, mas existem pessoas que aparentemente têm enfermidades em curso. Essas pessoas passam pelos seis estágios? Caso passem, então como isso acontece?

Para explicar, precisamos visitar rapidamente o início de uma doença mais uma vez. Falamos exaustivamente sobre esse fato, o IDIS (ver a página 59). Você pode se lembrar do critério especial que faz um trauma conflituoso ficar preso em nosso sistema neurológico; e como, durante esse período, nosso cérebro, nossos órgãos, nosso coração e situações comportamentais e ambientais mudam para nos ajudar a passar pelo processo da doença.

Quando um trauma IDIS ocorre, toda a informação que passava naquele momento fica presa. A neurologia parece tomar todos os sentidos – por exemplo, o tom/som da voz de uma pessoa, o tom/som de um objeto, o olhar no rosto, fotos de coisas específicas, qualquer toque externo, qualquer cheiro ou sabor específico (inclusive qualquer alimento que pode ser ingerido naquele momento) – e mantém esse acontecimento de modo que possa lidar com ele e resolvê-lo posteriormente.

Aprendemos por associação, e é o mesmo que acontece com esse evento; duas coisas são ligadas, como quando você ouve aquela música especial que o faz lembrar daquele momento incrível. Quando você vê uma palavra estrangeira, aprende seu significado até que alguém o explique.

O mesmo acontece aqui no IDIS. No entanto, o evento é tão desafiador que o corpo retém o acontecimento e o mantém na neurologia. Nós podemos ver essa energia retida no cérebro e nos órgãos por meio de uma tomografia computadorizada. Ela aparece em uma tomografia como um anel, em uma localização que corresponde embriologicamente ao órgão afetado; o órgão também terá um desses anéis. Visite <www.whyamisick.com> para ver alguns exemplos.

Energia retida

De acordo como professor Peter Fraser, essa energia retida vibra como uma onda permanente, no mesmo ritmo que as ondas usadas na tomografia computadorizada (raios-x). Isso também faz sentido em relação à mecânica quântica e ao trabalho de Milo Wolfe, quanto ao modo no qual a energia faz com que os átimos se movimentem e trabalhem juntos para criar padrões. Para saber mais sobre isso, leia meu próximo livro *How Can I heal?*.

No entanto, sabemos que esses anéis são, na verdade, bolas de energia retida. Você pode ver isso em tipos específicos de tomografias computadorizadas de corte, nas quais é possível decifrar que a energia não é um anel bidimensional, e sim uma bola tridimensional. Também é digno de nota que essas bolas de energia não são estáveis; elas mudam de tempos em tempos. O cérebro não é um órgão estático, como retratado em uma tomografia computadorizada, mas muda de momentos em momentos.

A energia e as informações retidas nessa bola mantêm a chave para explicar por que uma doença se torna crônica, ou por que uma alergia a uma substância específica aparece. A bola de energia parece reter informações em si. Essa informação age como um mecanismo de alerta para evitar que repitamos o mesmo erro. Esse tipo de sistema de alerta antecipado que retém informação pode ser demonstrado por pessoas que sofrem de estresse pós-traumático, como soldados que viram batalhas, bombeiros, paramédicos e enfermeiros.[61]

O psiquiatra dr. Don Condie e o neurobiólogo dr. Guochuan Tsai utilizaram um equipamento de ressonância magnética para estudar os padrões cerebrais de uma mulher com transtorno de personalidade múltipla. Nessa desordem, a mulher variou regularmente entre sua personalidade normal e um *alter-ego* chamado "Guardião". As duas personalidades têm sistemas de memória individuais e estratégias muito diferentes. A ressonância magnética[62] mostrou que cada uma dessas duas personalidades utilizava redes neurais distintos (regiões diferentes do cérebro se iluminaram quando cada personalidade emergiu).

Como o exemplo a seguir ilustra, a energia retida pode mudar tudo em nossas vidas.

ECZEMA – PROBLEMAS DE SEPARAÇÃO

Katrina subiu ao palco durante um de meus treinamentos em 2007. Desde os 11 anos de idade ela sofria de eczema, que cobria todo o seu corpo de tempos em tempos. Seu médico havia prescrito pomadas à base de esteroides, e ela também havia tentado todas as soluções médicas, complementares e alternativas, bem como tratado com um nutricionista. Por consequência, o eczema apenas afetava a parte interna do braço direito, ao redor do cotovelo e algumas regiões aqui e ali.

Muitos representantes e eu examinamos o eczema, que era vermelho, quente e, de acordo com Katrina, coçava. Ela descreveu como às vezes a pele rachava e gotejava, o que a tornava muito dolorosa ao toque, como a aparência apresentada naquele momento.

Katrina estava estudando comigo e soube que o eczema ocorria em virtude de um conflito de separação, e ela tinha

---

61. VAN DER KOLK, B. Posttraumatic Therapy in the Age of Neuroscience, *Psychoanalytic Dialogues*, 2002; 12(3): 381-392.
62. GUOCHUAN, E.; CONDIE, D. et al. Functional Magnetic Resonance Imaging of Personality Switches in Women with Dissociative Identity Disorder, *Harvard Review of Psychiatry*, 1999; 7(2): 119-122.

alguma noção que se relacionava com a separação de sua família, que estava na Nova Zelândia. No entanto, ela não conseguia compreender por que o eczema não desaparecia totalmente ou o que continuava provocando-o.

Eu pedi que Katrina batesse palmas e constatei que ela era conectada pelo lado direito (ver a página 107 para saber mais sobre "conexão") e, portanto, se sentia separada do pai. Katrina respondeu que sentia falta do pai, mas não se sentia separada dele porque mantinham contato constante.

Agora sei que o que dispara uma doença pode estar completamente além da consciência. Então sondei e pedi para ela repassar pela mente a última conversa que tivera com o pai e questionei se havia algum aspecto em que se sentia separada ou desconectada dela, de alguma maneira.

Ela parou, desviou o olhar, passou a conversa pela mente e, em determinado momento, Katrina enrubesceu. Eu disse: "Pare aí. O que ela estava dizendo?" Ela olhou para mim estupefata e respondeu: "Ele falava sobre mim e que sempre desejei trabalhar com comida, mas ele sempre desaprovou que eu mexesse com isso".

Simplesmente isolando o disparo, Katrina relatou que seu eczema nunca mais coçou, perdeu seu vermelhidão e parecia mais ameno. Outros representantes confirmaram que sua pele havia mudado drasticamente no espaço de alguns minutos. Eles tocaram a palmas da mão dela e estavam frias. A pele onde havia eczema também estava fria ao toque, o vermelhidão tinha sumido, o gotejamento havia parado e Katrina disse: "Parece sem sensibilidade, como se não fosse minha pele".

"Um mês depois vi Katrina novamente, e ela explicou que após o treinamento o eczema havia sumido e ela realmente compreendeu por que ele tinha aparecido. No entanto, ela tinha muito eczema em ambos os lados do rosto e das mãos, e perguntei a ela o motivo para esse problema.

Ela me contou que sempre teve o sonho de abrir seu próprio restaurante especializado, um que produzisse alimentos cozidos de uma maneira única – algumas cruas, algumas especialmente preparadas. Enquanto falava, seus olhos se iluminaram. Ela disse que desejava combinar seu treinamento com cura nutricional.

O pai dela sempre criticara sua obsessão por cozinhar e sua falta de ambição, e ela tinha comprometido a vida a essa crença e se sentia não apenas separada do pai, porém, mais importante, de si mesma. Isso explicava por que o eczema estava aparecendo em ambas as mãos e lados do rosto naquele momento. Seus mundos interior e exterior estavam sendo afetados.

Aqui está o que Katrina disse quando me escreveu em 2009: "Antes de minha cura com Richard eu 'odiava' meu eczema. Porém, nos últimos dois anos, aprendi a ser grata sempre que meu eczema dispara. Ele me guia a continuar fazendo o que amo. Até hoje, se deixo pensamentos temerosos em relação a não ser capaz de fazer o que desejo entrarem em minha mente, meu eczema pode irromper. Felizmente, graças a Richard e às modalidades de cura que aprendi com ele hoje sou capaz de compreender por que está acontecendo e, como tal, posso rapidamente mudar meu estado, então o eczema raramente ocorre".

Conexão

O modo no qual somos conectados diz respeito a qual lado de nosso corpo irá reagir a determinados problemas. Se um problema surge na mão dominante, então ele se relaciona com questões exteriores a nosso mundo, por exemplo, conflitos com nossos empregos, chefe, amigos ou pai.

Se o problema surge no lado oposto (mão não dominante) do corpo, então ele se relaciona ao mundo interior: mãe, filhos ou qualquer coisa que consideramos quando crianças, por exemplo, algo que é nosso "bebê" ou animal de estimação.

Há algumas provas em relação a ser conectado pelo lado esquerdo ou lado direito em gêmeos idênticos; um será conectado pelo lado esquerdo, e o outro, pelo direito. A natureza tem uma maneira de assegurar que reajamos de modo diferente a traumas diversos. Também há muitas evidências empíricas (como o que ocorreu com Katrina, apresentado anteriormente) que indicam que o bater de palmas e o contexto relacionado a um problema com o pai ou com a mãe parece, repetidamente, levar à tona a causa da doença.

Além disso, há pesquisas que concluem que os dois hemisférios cerebrais possuem funções diferentes. Alguns afirmam que é pseudociência, outros não. Acredito que não seja um grande salto concluir que pode haver uma conexão ao modo no qual reagimos como humano a conflitos específicos. Você também pode visitar <www.whyamisick.com> para ver um vídeo de como verificar a conexão.

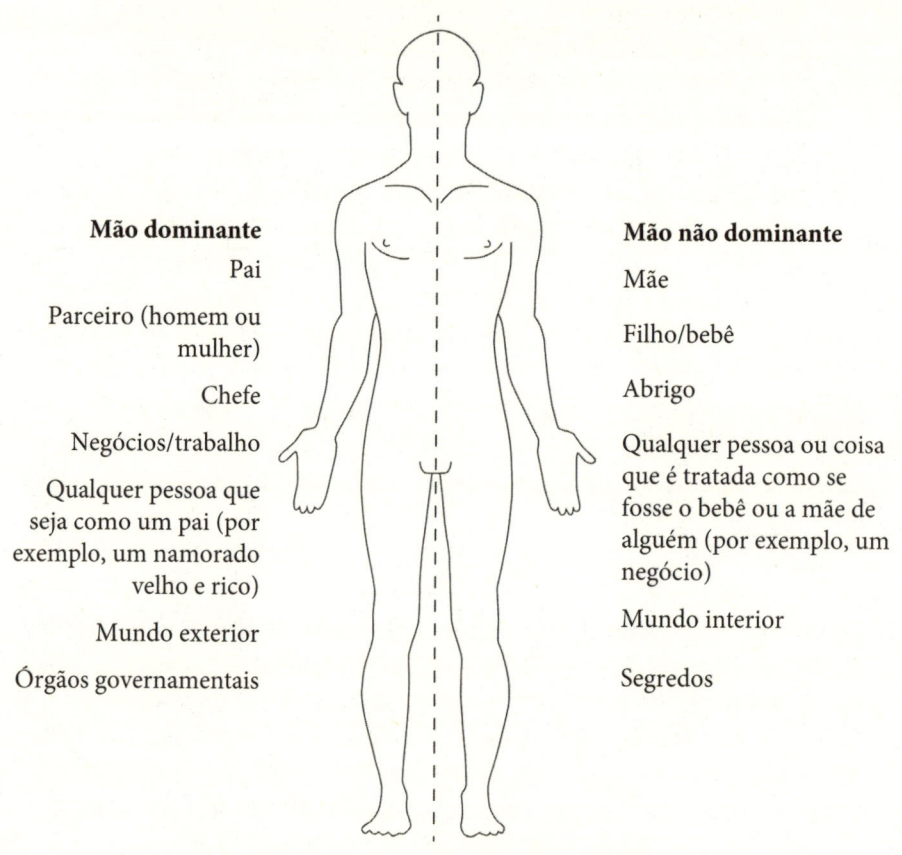

Mão dominante

Pai

Parceiro (homem ou mulher)

Chefe

Negócios/trabalho

Qualquer pessoa que seja como um pai (por exemplo, um namorado velho e rico)

Mundo exterior

Órgãos governamentais

Mão não dominante

Mãe

Filho/bebê

Abrigo

Qualquer pessoa ou coisa que é tratada como se fosse o bebê ou a mãe de alguém (por exemplo, um negócio)

Mundo interior

Segredos

Conexão esquerda *versus* direita no corpo humano

Como um IDIS causa doenças

Acredita-se que o motivo pelo qual emoções, imagens ou tons de voz do trauma IDIS ficam presos seja um sinal de alerta. Como discutido anteriormente, durante o IDIS, todas as imagens, sons, sentimentos, sabores, cheiros e palavras são registrados e armazenados, o que surge no cérebro como uma bola emocional que corresponde à localização no corpo. Essa bola emocional é semelhante a uma "parte", que é um termo utilizado em PNL, hipnoterapia e terapia comportamental cognitiva – um tratamento psicológico que é tendência no Reino Unido e em muitas outras partes do mundo para lidar com problemas mentais como ansiedade e depressão.

A teoria sobre partes é bem compreendida e baseada no fato de que, quando um trauma acontece, uma parte do inconsciente se separa do restante do sistema nervoso. O motivo para isso é que a pessoa consegue sobreviver sem ter de lidar com o acontecimento traumático. No entanto, o inconsciente sabe que esse evento precisará ser resolvido em algum momento. Quando ele pensa que é apropriado, trará a emoção para ser reavaliada pela mente consciente. Isso normalmente acontece antes de estarmos prestes a dormir, ou quando nos sentimos relaxados.

Você provavelmente vivenciou isso de alguma maneira. Apenas pense no choque atrasado que você ou outras pessoas que conhece vivenciaram depois de uma experiência traumática. A base por trás da teoria do inconsciente separado do todo teve origem nos ensinamentos de meu amigo e treinador mestre em PNL dr. Tad James. A noção de partes provém da terapia Gestalt, a qual possui muitos de seus fundamentos na psicanálise freudiana e foi desenvolvida por Fritz Perls, psicólogo e psicoterapeuta alemão.

"Partes" são semelhantes a emoções ou crenças retidas, mas, ao contrário desses estados de espírito, são totalmente separados do restante do inconsciente e têm sua própria personalidade, conjunto de crenças e valores sobre a vida. Além disso, "partes" às vezes podem acreditar que separadamente controlam todo o corpo e o inconsciente.

O que percebi trabalhando com milhares de clientes é que, se as pessoas passaram por acontecimentos desagradáveis na infância ou mais cedo em suas vidas, quando muitas emoções ficaram retidas ou assumiram uma falsa crença, o problema ainda precisará ser resolvido.

Por exemplo, imagine uma experiência em que um jovem passa por um trauma como a perda do pai ou da mãe, o que resulta em diversas emoções presas. Então, a emoção precisa ser resolvida e um padrão é iniciado. Embora mais tarde possamos conscientemente acreditar que lidamos com o problema, ele surge em nossas vidas como um padrão que se repete diversas vezes. Não temos consciência dele e somos incapazes de controlar a emoção. Carl Jung, criador da psicologia analítica, falou sobre esse fenômeno em seu livro *Tipos Psicológicos*.

Esse padrão existe por toda a vida da pessoa. A emoção retida cria problemas recorrentes com relacionamentos, por exemplo, ser desnecessariamente ciumento ou, talvez, escolher um parceiro que é uma figura materna ou paterna. Vi esse comportamento em muitos de meus clientes, amigos íntimos e até em mim mesmo: ostensivamente repetindo o mesmo padrão diversas vezes, por exemplo, divorciar-se de uma pessoa, porque o comportamento dela se tornou insuportável e, depois, casar-se novamente com alguém que parece totalmente diferente, apenas para descobrir seis meses depois do enlace que estão no mesmo barco de antes. Um de meus amigos mais íntimos fez isso quatro vezes.

Nós atraímos para nossas vidas situações semelhantes que precisamos resolver. Isso faz com que recriemos todo o problema novamente. É como se o inconsciente desejasse que resolvêssemos o problema e nos colocasse novamente na mesma situação inúmeras vezes. Pela minha experiência, isso surge como um mal menor ou uma dor recorrente que geralmente passa despercebida. No entanto, se um acontecimento é um IDIS, uma "parte" é criada, e essa criará uma doença.

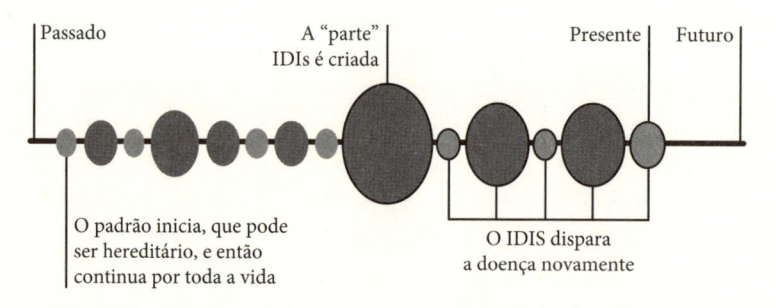

Diagrama que mostra como um IDIS pode disparar novamente uma doença

Em nosso passado, seja de nossos pais ou de outras influências, um IDIs não resolvido às vezes inicia um padrão em nossas próprias vidas, o qual afeta nosso comportamento e personalidade, fazendo com que revivamos o IDIS. Às vezes, resolvemos o problema e fazemos mudanças em nossas vidas, mas se não o resolvermos, vivenciaremos o IDIS e uma "parte" é criada em nós. Essa "parte" pode ser novamente disparada, causando uma doença crônica.

Sistema de alerta precoce

Outro fenômeno interessante sobre "partes" é que sempre há uma intenção positiva oculta para estarem ali. É como se tivéssemos um sistema de alerta precoce embutido, então evitamos retornar ao mesmo ambiente ou interagir com a mesma pessoa. No entanto, se interagirmos com o mesmo ambiente ou pessoa, nosso corpo já tem o programa para todas as reações necessárias do órgão e do comportamento para lidar com o problema mais uma vez.

Isso explicaria por que o eczema de Katrina não desapareceu por completo. Uma "parte" foi formada, a qual disparou de tempos em tempos um sinal de alerta precoce, e seus comentários em 2009 apoiaram isso (ver a página 107).

Como as doenças crônicas acontecem

Como mostrado no diagrama a seguir, a doença crônica é simplesmente a "parte" se repetindo, já que é disparada repetidas vezes.

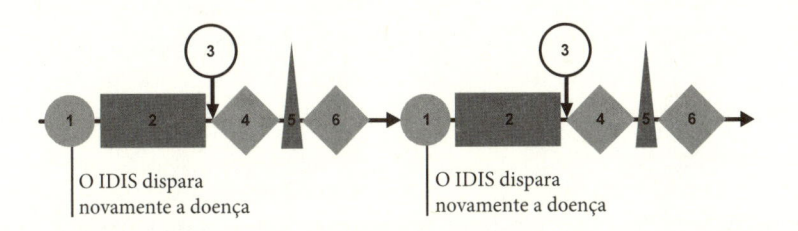

Legenda: uma "parte" do IDIS pode disparar novamente e ocasionar a doença crônica

1 **IDIS:** disparado novamente
2 **Estágio de Estresse:** o sistema nervoso simpático, frio, em funcionamento
3 **Reversão do IDIS:** processo inconsciente ou consciente
4 **Estágio de Reparação:** o sistema nervoso parassimpático, quente, em funcionamento; descanso e recuperação
5 **Pico:** o sistema nervoso simpático, curto, em funcionamento; estresse imenso no corpo; também é um teste para a mente, para o corpo e para o coração
6 **Estágio de Reconstrução:** o sistema nervoso parassimpático em funcionamento; reabastecimento das reservas energéticas

Esse disparo é, em geral, inconsciente, como na experiência de Katrina com o pai, que sempre a criticava (ver na página 106). Outras condições em que uma pessoa pode disparar novamente incluem dores nas costas crônicas, asma, artrite, síndrome do intestino irritável, eczema, acne severa, esclerose múltipla ou osteoporose, para nomear apenas algumas.

O primeiro processo da doença ocorre, e os processos subsequentes são novamente disparados por associação: o mesmo tom de voz ou olhar no rosto de uma pessoa, ou retornar ao local em que o IDIS ocorreu.

Doenças crônicas em nossos genes

Esta noção também tem sua teoria na epigenética. Um acontecimento traumático que afetou nossos avós, por exemplo, uma seca ou fome, podem ter repercussões em nossos filhos e até em nossos netos. Uma vez disparado por um acontecimento emocional (como uma criança que chora quando é negado determinado alimento e é punida), isto poderia ocasionar obesidade ou até diabetes precoce.

Pensa-se que isso explica por que algumas crianças nascem com essas doenças. Se o acontecimento é traumático o suficiente, por exemplo, uma mãe que passa fome para se manter magra ou discutir constantemente com o pai quando está grávida poderia disparar uma enfermidade dormente, o padrão pode ser passado para as gerações futuras.

Ao repetir o padrão semelhante a um momento IDIS de um avô ou bisavô, o DNA do neto pode se expressar com as mesmas alterações no corpo, por exemplo, comer excessivamente a fim de ganhar peso suficiente para sobreviver a uma fome iminente.

Você pode pensar que isso não pode ser verdade, porém, pesquisas sobre epigenética em todo o mundo descobriram diversas evidências que a apoiam. A maioria das pessoas tem conhecimento de que a cor dos olhos, a altura e o padrão da cor do cabelo são geneticamente herdados dos pais.[63] Levam-se 20 gerações para mudar o código genético, e pensava-se que o DNA regula nossa composição biológica. No entanto, pesquisas realizadas desde 2006 descobriram que acontecimentos traumáticos, como fome, guerras e ataques terroristas (por exemplo, o que ocorreu em 11 de setembro de 2001) podem ter efeitos dramáticos no

---

63. WATSON, J.; CRICK, F. Molecular Structure of Nucleic Acid (DNA), *Nature*, 1953; 171(4356); 737-738. Disponível em: <http://www.nature.com/nature/dna50/watsoncrick.pdf>.

modo em que um gene se expressa.⁶⁴ Genes não são nosso único destino. As condições ambientais, como nutrição, estilo de vida, estresse herdado, etc., podem ter um efeito nas gerações presentes e futuras.

Isso significa que o momento IDIs pode ser predestinado, uma arca transmitida de nossos pais ou até de antes, ou por meio de outras circunstâncias ambientais. Geralmente, quando regresso e limpo a energia presa dos clientes, ela não provém deles, e sim possivelmente de um acontecimento na linha de seus tataravôs, pessoas com as quais nunca encontraram ou sequer conheceram. Uma vez deslocada a energia, o problema do cliente completa o processo da doença e não retorna.

Alergias

As alergias também parecem ter sua origem nessa teoria. Se você consegue imaginar isso durante um acontecimento traumático, um IDIs, tudo o que estava acontecendo naquele momento se conecta. Portanto, sabores e cheiros se ligam ao processo de uma doença. Se você estava comendo uma laranja no momento do IDIS, isso então pode disparar o processo de uma doença no futuro.

Uma alergia pode afetar gerações anteriores e, então, ser transmitida a um indivíduo. Ou pode ser causada por um choque intrauterino. No entanto, é mais provável que a reação ocorra na infância. Veja as alergias a oleaginosas, por exemplo; terá havido um choque conflituoso assim que a pessoa estava comendo ou engolindo oleaginosas ou um produto que as continha, e ambos se ligaram. O estresse de um trauma está ligado às oleaginosas por associação.

ALERGIA ALIMENTAR – PERDA

Kwesi descobriu que tinha alergia a maçãs, e o problema começou quando o pai dele deixou Gana e se dirigiu para a Alemanha quando ele tinha 5 anos. O pai dele deixou ele e a mãe para provê-los, e a realização intensa de que o pai fora embora para sempre surgiu enquanto caminhava para a escola com a mãe quando era pequeno.

Desde então ele não conseguiu comer maçãs sem ter uma reação pequena, porém desconfortável. Uma profissional trabalhou

---

64. PATTERSON, N. The Ghost in Your Genes (*Horizon BBC Science*, 3 nov. 2005; season 42, episode 9). Disponível em: <http://www.bbc.co.uk/sn/tvradio/programmes/horizon/ghostgenes.shtml>.

com Kwesi para encontrar o trauma e, ao mesmo tempo, ela resolveu o problema enfraquecendo a emoção da época em que ele sentiu o problema, por meio da cinesiologia.

Kwesi me contou algum tempo depois que a rua em que caminhava com a mãe era cercada de macieiras e havia maçãs crescendo em abundância quando seu pai foi embora. Ela não estava comendo uma maçã no momento do conflito, até onde conseguia lembrar, mas ele estima que o aroma das maçãs e as emoções dele se ligaram simbolicamente.

Depois de limpar a emoção, Kwesi conseguiu comer maçãs e não relatou problemas de saúde, mesmo alguns dias depois. Muitos meses depois da terapia, ele relatou que ainda não tinha efeitos por comer maçãs e estava muito satisfeito, pois isso o havia causado alguns pequenos problemas no passado.

Trabalhei com muitos clientes que sofriam de alergias e descobri que o mesmo era verdade. Um trauma IDIS faz com que certos alérgenos, como pólen de flores ou grama, pelos ou poeiras, se conectem de alguma maneira estranha. Remover o trauma original impede que o cliente vivencie a reação novamente.

FEBRE DO FENO – HERANÇA

Uma de minhas primeiras intervenções cirúrgicas foi ajudar uma jovem que sofria de febre do feno. Lembro-me distintamente que o problema não desapareceu até que pedi que ela voltasse para antes de sua concepção e limpasse o problema anterior a seu nascimento, algo que ensinamos com a Desobstrução Energética Avançada.

Assim que ela fez isso, o pólen não a afetava mais, e fiz com que ela cheirasse rosas e flores sem que houvesse efeitos. Mais tarde naquele verão ela visitou a casa da família e a mãe dela ficou admirada por vê-la na temporada do corte de grama, quando a contagem do pólen estava em seu ápice – ironicamente, os pais dela eram fazendeiros. Minha cliente despreocupadamente disse à mãe que havia limpado um problema que provinha da vovó (IDIS), fazendo com que ele desaparecesse. Sua mãe disse: "Mas a vovó está morta", e minha cliente respondeu: "No meu corpo, não".

Neste capítulo, exploramos a importância do IDIS e como o que fica armazenado durante esse período desempenha uma função importante em tornar uma doença crônica. Ele também explicou por que as alergias a coisas aparentemente normais são criadas. No capítulo seguinte, exploraremos outro fenômeno estranho que provoca sintomas desafiadores; por que as enxaquecas acontecem; e o que causa ataques de asma, convulsões e até ataques cardíacos. Abordaremos isso no estranho mundo do Pico.

Capítulo 7

O Pico

> "Papai me dizia: 'cura não é uma ciência,
> e sim a arte intuitiva de cortejar a natureza'."
> – *W. H. Auden, poeta inglês*

O Pico parece ser uma parte inocente do processo da doença. Quando observa o Pico entre os Estágios de Reparação e Reconstrução, você pode se perguntar o que a Mãe Natureza está fazendo ao acrescentar essa fase, exatamente entre a reversão do IDIs e o término do Estágio de Reconstrução.

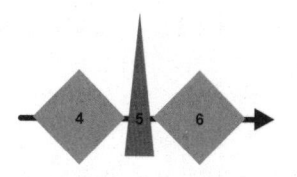

Legenda: o Pico da cura
   4 **Estágio de Reparação:** o sistema nervoso parassimpático, quente, em funcionamento; descanso e recuperação
   5 **Pico:** o sistema nervoso simpático, curto, em funcionamento; estresse imenso no corpo; também é um teste para a mente, para o corpo e para o coração
   6 **Estágio de Reconstrução:** o sistema nervoso parassimpático em funcionamento; reabastecimento das reservas energéticas

Os Estágios de Reparação/Reconstrução são incríveis, então o que o corpo está fazendo ao acrescentar esse pequeno Pico? Esse Pico é responsável por causar muitos sintomas agudos horríveis, como dor excruciante, tonturas, convulsão e, às vezes, morte. Então, o que é esse Pico e por que está lá?

Pensa-se que o Pico seja uma repetição dos sintomas originais que inicialmente dispararam o problema. Na Desobstrução Energética Avançada, é um acontecimento que tem o efeito de confirmar se a pessoa (ou animal) é capaz de ser um membro útil do grupo o da sociedade. Eles têm algo para contribuir que irá intensificar a sobrevivência ou o avanço de sua espécie? Essas são perguntas que acredito que estão sendo feitas neste momento. Tal conclusão foi tirada de observações do Pico em mim mesmo, e em animais e humanos da mesma forma.

O Pico também tem outro propósito em um nível biológico. Durante o Estágio de Reparação, há um acúmulo de água dentro e ao redor do órgão e do interruptor cerebral. Uma vez concluído esse estágio, a água não é mais necessária. Já que o corpo precisa eliminar a água, ele a comprime para fora do órgão e do interruptor cerebral ao mesmo tempo.

Isso origina e explica os sintomas vivenciados durante o Pico. No órgão afetado, sentimos câimbras de um tipo ou outro em diferentes órgãos, por exemplo, câimbras musculares. Essa câimbra expele a água para fora do corpo com os restos da reparação. Isso pode incluir resíduos das ações de fungos, bactérias e vírus, além de qualquer coisa que não é mais necessária. Outros sintomas menos óbvios são cólicas estomacais, que geralmente resultam em diarreia. Nesses períodos, é comum sentir frio, ansiedade e mau humor. Comparando isso ao que sentimos antes desse estágio (calor e letargia), parece que o Estágio de Estresse está se repetindo.

A maioria das pessoas consegue se lembrar de um momento em que teve uma crise de gripe, porém, mesmo que você seja sortudo o suficiente para evitá-lo, tenho certeza de que reconhecerá essa teoria.

GRIPE – O PICO

Muitos anos atrás, tive uma crise de gripe e fiquei acamado, exausto e com dores por toda parte. Eu estava fervendo, suando e incapaz de me movimentar. Senti-me destruído, e dormir era tudo o que queria.

No meio da tarde, comecei a me sentir melhor, tanto que saí da cama, tomei banho, me vesti e voltei ao trabalho. Uma hora depois, estava congelando e me senti muito estranho e com muita energia. Retornei para a cama e me enrolei nas cobertas, arrepiado de frio. Minha cabeça estava girando. Sentia-me desperto, mas ao mesmo tempo desconfortável. Uma dor de cabeça começou a se desenvolver no lado direito dela, logo atrás do olho e um pouco antes da orelha.

No momento comecei a realmente me preocupar. Uma hora atrás estava deitado na cama sem nenhuma energia; me sentia ativo e com uma dor de cabeça latente. Minha dor de cabeça diminuiu gradualmente, o arrepio parou e minha temperatura corporal voltou ao normal. Eu também precisava urinar com frequência, o que significava que havia mais urina saindo do que a água que tinha bebido nos últimos dois dias e produzi uma grande quantidade de catarro em um ataque de tosse desconfortável.

Depois que isso passou, comecei a me sentir melhor e, pensando que tudo havia acabado, decidi me levantar e começar a trabalhar novamente. Em uma hora estava de volta para a cama, exausto, sentindo-me quente e mal-humorado. Dormi até o dia seguinte, quando levantei me sentindo muito melhor, mas um pouco frágil. No dia seguinte, me senti bem.

Se você relembrar suas próprias experiências, tenho certeza de que conseguirá recordar ter passado por um desses Espigões em algum momento de sua vida, mesmo que tenha disso apenas diarreia, um ataque de tosse ou uma dor de cabeça latente. Todos esses são sintomas do Pico.

O que também observei é que a localização da dor de cabeça relaciona-se com o local do interruptor cerebral afetado. Isso se dá porque a água está sendo expelida para fora do interruptor cerebral ao mesmo tempo em que é expelido para fora do órgão. O cérebro age como uma bomba, eliminando o excesso de água que foi coletado no interruptor cerebral durante o Estágio de Reparação e forçando-o através dos ventrículos do cérebro, de volta para o corpo, no qual é excretado pela urina e pelo suor. Essa ação pode ter a sensação de uma batida que ocorre por dentro. Não há receptores de dor dentro do cérebro, então a batida vem dos espasmos e do inchaço do cérebro, que puxam e empurram a pele externa que protege o cérebro.

Não é raro sentir pressão excessiva atrás dos olhos, acima da testa, em torno das orelhas e na nuca, próximo ao pescoço. Esses sintomas também explicam por que as pessoas que sofrem de enxaqueca apresentam pontos de luz atrás dos olhos antes e depois da dor; eles poderiam ser explicados pelo bombeamento que começa a ocorrer. As pessoas que sofrem de enxaqueca comumente me falam que apresentam esses sintomas de tempos em tempos, às vezes sentem-se tão mal que têm de desligar todas as luzes e deitar em um quarto escuro até que a enxaqueca passe. O que é interessante é que, em vez de se sentirem cansadas, elas se sentem inquietas.

Outros exemplos muito conhecidos do Pico são tonturas, desmaios, ataques epiléticos, ataques de asma, diarreia, vômito, ataques de tosse ou espirro, agitação ou espasmos de um grupo muscular, dormência, coceira intensa, ataques de pânico, azia, paradas cardíacas e tosse ou urina com sangue.

Esses sintomas podem durar segundos, minutos, horas ou até dias. Eles também podem se repetir continuamente durante o dia, porém desaparecem à noite, a exemplo da doença de Parkinson.

Remissão espontânea

Qualquer um que vivencia a remissão espontânea de uma doença terminal passa por um momento em que os sintomas seguem os do Pico. Em outras palavras, essas pessoas ficam muito doentes com sintomas agudos antes de melhorarem.

Elas relataram que houve um tempo entre a vida e a morte, que, uma vez superado, souberam que estavam no caminho da recuperação. Eu particularmente pensava que essas remissões espontâneas significavam que a pessoa acordou e a doença tinha desaparecido milagrosamente. Foi apenas depois de realizar alguma pesquisa que descobri que todas essas pessoas que tiveram uma remissão espontânea passaram por um estágio que envolvia um Pico intenso.[65]

---

65. THUO, J. *A New Hypothesis on Spontaneous Remission of Cancer*, 2005. Disponível em: <www.second-opinions.co.uk/thuo-hypothesis.html#.UT5ZlNF35XA>. Acesso em: 26 mar. 2013.

Embora pareça não haver prova direta do Pico, podem ser explicadas, no entanto, certas doenças, como asma, dor de cabeça e morte (em virtude de um ataque cardíaco) enquanto o corpo sai do Estágio de Reparo. Contudo, há algumas evidências clínicas de que o Pico foi observado na homeopatia e na literatura médica.

Observações de clientes que realizam tratamentos homeopáticos frequentes revelam que, quando o corpo libera toxinas que foram armazenadas, estas são eliminadas e os sintomas são totalmente revertidos. Isso dura muitas horas ou, às vezes, dois a três dias, sempre passando tão rapidamente quanto veio. Esses pacientes que vivenciaram esses sintomas geralmente continuam a se curar por completo. Também há alguma literatura homeopática a qual afirma que, se os pacientes não apresentarem a repetição dos sintomas originais, eles não se recuperarão plenamente.

O homeopata Constantine Hering descobriu que há três princípios básicos relacionados a esses sintomas que se encaixam com minhas observações na Desobstrução Energética Avançada.

1. Todas as curas vêm do interior para o exterior.
2. Eles vêm da cabeça para baixo.
3. Eles se apresentam em ordem inversa, ou seja, surgem na ordem inversa na qual iniciaram.

Os sintomas do Pico também foram observados no que foi reconhecido como a reação de Herxheimer (também conhecida como reação de Jarisch-Herxheimer ou Herx). Dr. Adolf Jarisch (1860-1902) e dr. Karl Herxheimer (1861-1942) observaram que, ao tratar sintomas sifilíticos na pele, estes geralmente pioravam antes de melhorar. Os pacientes desenvolviam febre, suores noturnos, náusea e vômito; e as lesões da pele se tornaram maiores e inchadas antes de se estabelecerem e curarem. Tais sintomas duravam algumas horas ou dois a três dias antes de as lesões se curarem. A intensidade da reação foi refletida pela intensidade da inflamação, em primeiro lugar.

Acredita-se que a reação de Herxheimer ocorre quando um número grande de toxinas é liberado em virtude da morte de bactérias – em geral como resultado de tomar antibióticos. Sintomas comuns são dores de cabeça, febre e mialgia. O modo no qual sintomas típicos do Pico entre os Estágio de Reparação e Reconstrução refere-se ao excesso de bactérias e ao relacionamento entre antibióticos pode ser explicado com os seis estágios. A reação de Herxheimer é, provavelmente, o Pico, embora a hipótese de que isso se dá pela liberação de toxinas baseia-se em observações, e não experimentos clínicos.⁶⁶

Pesquisas relacionadas parecem confirmar que o Pico está ligado a mudanças elétricas sólidas em determinados órgãos. Exemplos disso são as mudanças de impulsos elétricos no cérebro que ocorrem durante um ataque epilético. Em minha opinião, isso confirma ainda mais a ligação cérebro-órgão na Desobstrução Energética Avançada e o Pico.

Quando alguém tem um ataque epilético, há uma grande atividade elétrica, que pode ser mensurada por meio de um aparelho de eletroencefalografia. Também há convulsões e tremor violento do corpo, que ocorrem subitamente e depois cessam que correspondem aos sintomas do Pico. Esses ataques epiléticos podem ameaçar a vida e levar a um ataque. Depois de uma convulsão, uma pessoa pode perder a habilidade de falar, outras funções corporais são severamente debilitadas, os membros se tornam temporariamente paralisados e a passagem involuntária da água é comum. Em minha experiência e na maioria dos casos em que esses sintomas ocorreram, a pessoa rapidamente volta ao normal, que pode demorar desde algumas horas até diversos dias.⁶⁷

Muitos de meus clientes que têm câncer me relataram que tiveram um ataque epilético. Alguns tiveram reações severas a partir dele, enquanto outras passaram pelo ciclo e pela recuperação plena. Outros não tinham energia restante em seus corpos para completar o processo e, infelizmente, morreram em virtude da falta de vitalidade, e não do câncer (todos esses clientes realizaram quimioterapia e/ou radiografia). Isso é o que quero dizer com o corpo, testar se a pessoa é capaz de ser útil no grupo e poder contribuir com a sociedade. Talvez a "Mãe Natureza" esteja questionando: "A pessoa irá ajudar a tribo em sua sobrevivência a longo prazo?".

CÂNCER TERMINAL

Uma das experiências mais triste pelas quais passei aconteceu quando eu estava atendendo uma cliente que havia sido

---

66. *The Healing Crisis.* AKA: The Cleansing Reaction, the Detox Reaction and the Herxheimer Reaction. Disponível em: <http://www.falconblanco.com/health/crisis.htm>.
67. KUNZ, R., TETZLAFF, R. et al. *Brain Electrical Activity In Epilepsy*: Characterization Of The Spatio-temporal Dynamics With Cellular Neural Networks Based On A Correlation Dimension Analysis, 2000. Disponível em: <http://citeseerx.ist.psu.edu/viewdoc/summary?doi=10.1.1.28.1285>.

diagnosticada com câncer de intestino e fígado. Depois última cirurgia dela, dois tumores satélites apareceram onde as incisões para a cirurgia laparoscópica haviam sido feitas. Do ponto de vista da Desobstrução Energética Avançada, era um ataque contra o abdome, e os tumores eram o resultado de o corpo tentando proteger o abdome de mais ataques. A linha tênue do abdome, chamada peritônio, cresceu maciçamente nos pontos exatos em que as incisões haviam sido feitas.

No entanto, minha cliente nunca quis essa última cirurgia e relatou ter se sentido gelada antes de receber a anestesia. Eu acreditava que isso era o trauma IDIS para o peritônio e o sinal para este crescer. O triste é que não havia evidências de câncer de intestino ou de fígado durante a operação. Ela estava livre de todos aqueles cânceres, mas morreu em virtude dos efeitos de tomar altas doses de morfina para aliviar a dor causada pelos tumores satélite.

Nos últimos meses de vida, ela gastou a maior parte do tempo em um sono comatoso profundo. Ela parou de comer e começou a definhar. Ela também estava muito quente ao toque. Depois de duas semanas, milagrosamente acordou. Ela saiu completamente do sono profundo e parou de tomar morfina. Ela queria sair da cama, mas não tinha energia para se mexer. A filha dela me contou que durante esse período sua mãe teve conversas longas com a família e era capaz de dizer muitas coisas que eram muito especiais para todos os envolvidos. Três dias depois, ela voltou para um sono ainda mais profundo e infelizmente faleceu uma semana depois.

Uma de minhas alunas, Anne Sweet, uma das primeiras enfermeiras de instituições mentais do Reino Unido relata ter visto esse fenômeno muitas vezes enquanto enfermeira. Ela nunca conseguiu explicar isso até perceber que era o Pico. Ela até mencionou que alguns pacientes terminais passaram pelo Pico, caíram em sono profundo e lentamente deixaram esse estado sentindo-se melhores, no Estágio de Reconstrução, desejando comer, e seus cânceres eventualmente desapareceram. Essa é uma ocorrência muito rara, mas dou crédito a Anne e acredito que realmente acontece.

Doença de Parkinson e tremores

Os músculos têm espasmos involuntários e as mesmas mudanças elétricas que mencionei antes. Acredita-se que o tremor dos pacientes de Parkinson seja causado por impulsos nervosos incorretos disparando no cérebro. Há, obviamente, muita atividade elétrica acontecendo nesse momento. No entanto, isso não explica por que os sintomas desapareceram durante o sono ou sob hipnose.

Nós podemos passar pelo que é chamado de "cura suspensa". É aí que a pessoa fica presa em uma parte dos seis estágios. Na doença de Parkinson, a pessoa fica presa no Pico. Ela então passa pelo Estágio de Reconstrução, quando dorme ou está em descanso profundo. Como você pode ver no diagrama a seguir, o Estágio de Estresse se repete, a pessoa repousa e, durante o Pico, treme.

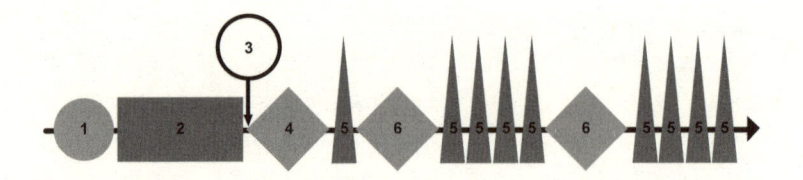

Legenda: a repetição do Pico e dos Estágios de Reconstrução de um paciente com doença de Parkinson

1 IDIS
2 Estágio de Estresse
3 Reversão do IDIS
4 Estágio de Reparação
5 Pico
6 Estágio de Reconstrução

O tremor involuntário dos pacientes com doença de Parkinson se dá pelo Pico ser repetido continuamente durante o dia. A agitação para durante o descanso e o sono profundos – o Estágio de Reconstrução. Ao conversar com pacientes de Parkinson, descobri que o tremor piora ou melhora diariamente.

O Estágio de Estresse ocorre novamente, que pode ser curto e não mostrado nesse diagrama, e depois da calmaria o tremor reinicia. Às vezes, se o Estágio de Estresse for intenso, o Pico será mais intenso e, consequentemente, o tremor, mais violento. O Pico se repete diversas vezes.

Isso ocorre porque os pacientes recordam do problema, de maneira inconsciente, repetidamente, talvez por anos. O interruptor do cérebro fica cheio de cicatrizes, e a pessoa fica presa em uma repetição do Pico.

DOENÇA DE PARKINSON – MÁGOAS INTENSAS

Quando conheci John, ele tinha 60 e poucos anos e era portador da doença de Parkinson. Todo seu braço esquerdo tremia, com o espasmo principal agindo como se ele desejasse puxar algo para próximo de si, mas não conseguia se apossar do que quer que fosse. Beber uma xícara de chá era um desafio para ele. Seu pé direito também se contraía voluntariamente; era como se John quisesse mover aquele pé para a frente e não conseguisse.

À medida que a história de vida de John começou a se revelar, lentamente obtive as respostas para meus questionamentos em relação a por que e como a mão e a perna tremiam, e por que o modo no qual ele se apresentava era considerado lamentável. John foi casado por 40 anos com a mesma mulher e amava crianças verdadeiramente. Ele não teve nenhuma, embora evitasse me dizer os motivos.

Ele era conectado pelo lado direito, então o impulso da mão esquerda tinha relação com mãe/filho, criança ou conflito interior; e seu pé direito tinha relação com um problema com o pai, parceira (esposa) ou seu mundo exterior.

Depois de investigar um pouco, descobri que o Parkinson de John havia iniciado em agosto de 2000, quando sua esposa o pegou totalmente desprevenido ao dizer que nunca teriam filhos e para até parar de pensar na possibilidade, pois ela mudara de ideia. Ele ficou devastado e explicou que todos os dias pensava no que a esposa dissera.

Infelizmente, nunca consegui ajudar John, pois ele precisava primeiramente trabalhar na resolução do problema obscuro.

Ataques epiléticos

Tanto na doença de Parkinson quanto na epilepsia, podemos ver que há uma associação que mantém o problema presente; ele está sendo disparado todos os dias ou, em alguns exemplos, muitas vezes por dia. Essa associação pode ser o olhar de uma pessoa, o tom da voz de alguém ou um lugar (por exemplo, o trabalho). Ele lembra o corpo acerca do trauma IDIS original em um nível inconsciente; dessa forma, faz com que o corpo passe por um ciclo contínuo de cura repetitiva.

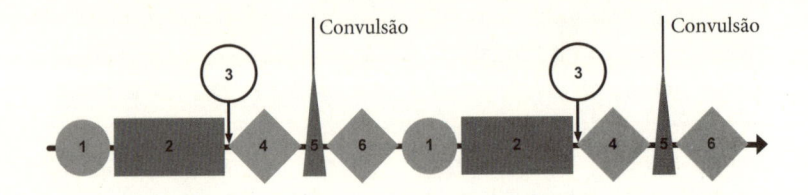

Legenda: o ciclo contínuo de cura criado por um IDIS repetitivo

1 IDIS
2 Estágio de Estresse
3 Reversão do IDIS
4 Estágio de Reparação
5 Pico
6 Estágio de Reconstrução

Com os Espigões repetitivos, uma pessoa pode ter ataques epiléticos regulares, já que o processo da doença apenas se repete.

O que considerei interessante em relação a esse fenômeno, como mencionei antes, é que você pode prever quando o Pico irá ocorrer. É, em geral, no meio dos Estágios de Reparação e Reconstrução. No entanto, como regra de ouro, a duração do Estágio de Estresse é a mesma dos Estágios de Reparação e Reconstrução juntos. Portanto, se você sabe que o Estágio de Estresse ficou ativo por uma semana, o Estágio de Reparação também ficará ativo por uma semana, o Estágio de Reconstrução, outra semana. O Pico então surgirá depois do Estágio de Reparação.

Descobri que essas durações são incrivelmente precisas; elas permitem que os praticantes de Desobstrução Energética Avançada prevejam quando o Pico irá surgir e também quais serão os sintomas.

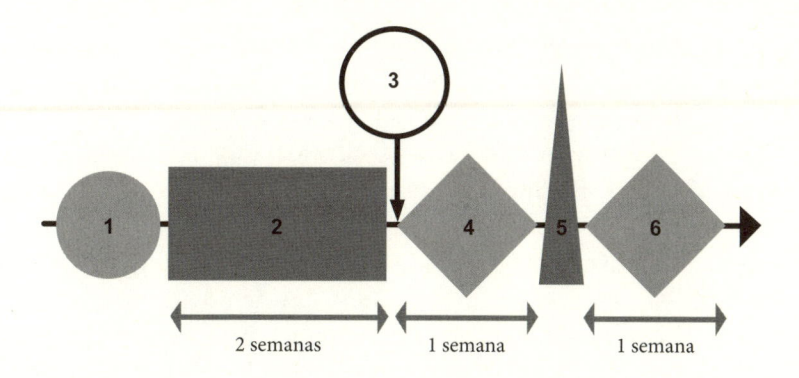

Legenda: durações previstas para os estágios da doença

1 IDIS
2 Estágio de Estresse
3 Reversão do IDIS
4 Estágio de Reparação
5 Pico
6 Estágio de Reconstrução

Se o Estágio de Estresse durar duas semanas, o Pico ocorrerá depois de o Estágio de Reparação terminar, em uma semana. O Estágio de Reconstrução demorará mais uma semana.

Exemplos dos seis estágios em ação

Por exemplo, trabalhei com uma mulher que veio a mim preocupada com outro problema, mas me questionou acerca de uma infecção de ouvido que a incomodava. Ela queria saber por que a infecção estava ali e me disse que tivera dor de cabeça um dia antes, a qual iniciou às 11 horas e durou até a tarde; ela não tinha tomado nenhum remédio. Era o Pico. Ela explicou que se sentia muito ansiosa e mal-humorada nesse período e também me disse o horário em que a dor de ouvido começou.

Sabendo que a dor começa no início do Estágio de Reparação, depois da Reversão do IDIS, trabalhei em retrocesso e perguntei o que ela fizera ao meio-dia de domingo. Ela me disse que tinha ido a uma casa noturna e sua amiga comentara na manhã seguinte que elas não eram mais mocinhas, e sim muito velhas para ficarem na casa noturna até tarde. Isso a havia chocado e pego desprevenida – o IDIS. Seu rosto inteiro se iluminou de raiva quando ela se lembrou do tom da voz da amiga. Minha cliente era solteira e tinha cerca de 30 anos, e, apesar de ser bonita, sentia-se competindo com mulheres mais jovens quando se tratava de encontrar um namorado. Isso era algo que ela não gostava de ouvir; no fundo, ela sabia disso, mas negava a si mesma.

Então perguntei o que havia acontecido uma semana depois – a Reversão do IDIS. Ela me disse que havia pedido desculpa à amiga e tomou a decisão de começar a procurar um parceiro em situações que fossem mais condizentes com sua idade, por exemplo, jantares ou eventos sociais. Foi nesse momento em que a dor de ouvido apareceu e ela entrou no Estágio de Reparação. Então determinei exatamente quanto tempo a dor de ouvido duraria e, como esperado, ela ligou alguns dias depois e disse que a dor havia cessado completamente.

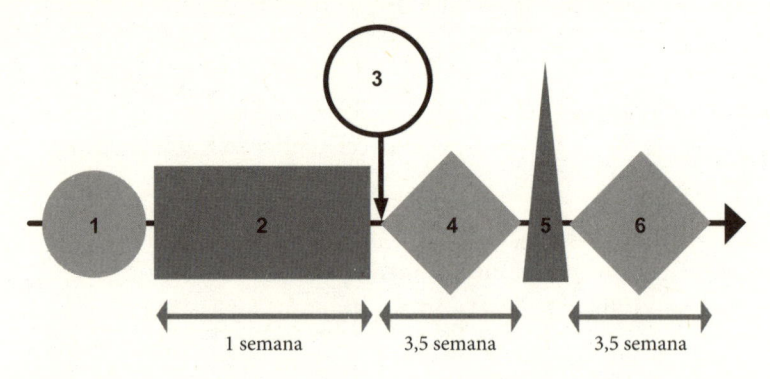

Legenda: estágios e ritmos de uma infecção de ouvido

1 IDIS
2 Estágio de Estresse
3 Reversão do IDIS
4 Estágio de Reparação
5 Pico
6 Estágio de Reconstrução

O IDIS ocorreu quando sua amiga fez o comentário grosseiro, e a dor de ouvido aconteceu depois da Reversão do IDIS, durante o Estágio de Reparação, que durou três dias e meio. Depois da dor de ouvido, o Estágio de Reconstrução durou outros três dias e meio.

Eu mesmo passei por isso alguns anos atrás, quando tive que concluir um projeto para um treinamento. Para cumprir o prazo exigido, percebi que tinha de trabalhar durante toda a noite. Isso era algo que não queria fazer; eu, literalmente, não consegui digerir isso, mas não tive outra opção. Esse foi o IDIS. Trabalhei até tarde naquela noite, mas fiquei extremamente estressado e ansioso em relação a completar o projeto (Estágio de Estresse). Inacreditavelmente, terminei tudo antes do que imaginava, às 4 horas (Reversão do IDIS).

Fui para a cama totalmente aliviado e dormi bem. Estava quente na cama e suava muito – o Estágio de Reparação. Quando acordei no dia seguinte, às 10 horas, me senti desconfortável na barriga e notei que algo não estava bem, e 30 minutos depois sofri o primeiro dos muitos ataques intensos de diarreia que duraram até 1 hora da manhã (o Pico). Então me senti realmente cansado e com fome, e comi algo (Estágio de Reconstrução). Fui a uma reunião à tarde e, depois, fiquei exausto, mas por outro lado, senti-me bem e dormi até as 8 horas da noite. Quando acordei, senti-me bem e fui para a cama no horário usual e dormi bem.

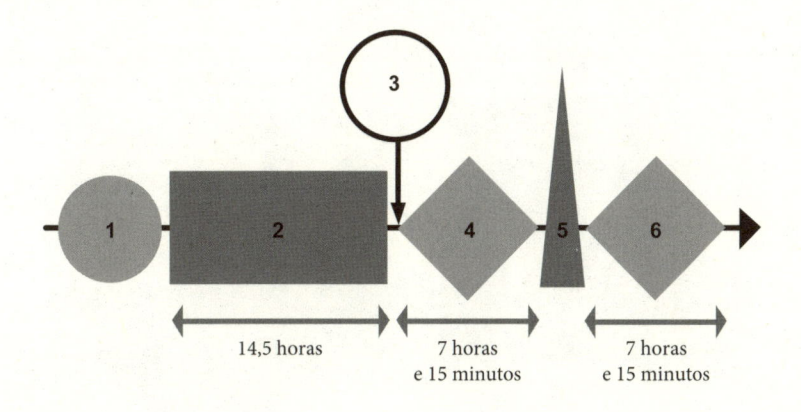

Legenda: estágios e ritmos de uma infecção bacteriana

1 IDIS
2 Estágio de Estresse
3 Reversão do IDIS
4 Estágio de Reparação
5 Pico
6 Estágio de Reconstrução

O momento IDIs foi uma decisão que não consegui digerir – e então trabalhei durante toda a noite. O trabalho durou até as 4 horas e resolveu o problema (Reversão do IDIS). Dormi profundamente até as 10 horas da manhã, mas acordei com cólicas estomacais, e a diarreia começou 30 minutos depois e durou uma hora e meia – o Pico. Descansei até as 8 horas da noite e fui para cama como de costume.

No passado, eu culpava a comida ou algum "bicho" por meu problema estomacal. Porém, ao compreender esse processo como uma forma na qual o corpo simplesmente resolve um IDIS, consigo relaxar e deixar meu corpo fazer o que é necessário, sem recorrer a drogas ou ficar obsessivo em relação a "bichos" ou vírus, etc.

Remédio de emergência

No entanto, apenas compreender os sintomas e o Pico que cura não significa que o problema não seja uma ameaça à vida em alguns casos; então, o remédio de emergência é excelente para lidar com os efeitos das reações intensas a diferentes partes dos seis estágios. Podemos ver isso no diagrama a seguir.

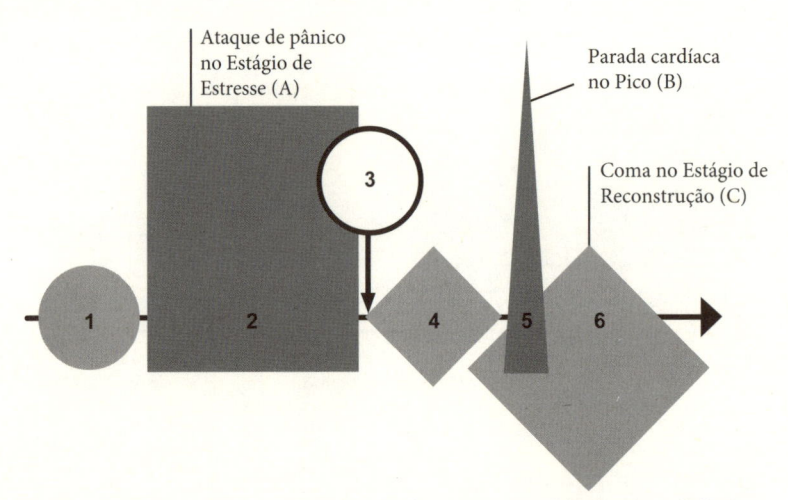

Ataque de pânico no Estágio de Estresse (A)

Parada cardíaca no Pico (B)

Coma no Estágio de Reconstrução (C)

Legenda: sintomas intensos podem criar a necessidade de cuidados emergenciais

1 IDIS
2 Estágio de Estresse
3 Reversão do IDIS
4 Estágio de Reparação
5 Pico
6 Estágio de Reconstrução

Durante o Estágio de Estresse, a intensidade dos sintomas torna-se uma ameaça à vida, como em um ataque de pânico grave (ponto A). No Pico, a pessoa pode apresentar sintomas extremamente intensos, como pressão arterial elevada ou parada cardíaca (ponto B). Nos Estágios de Reparação ou Reconstrução, a pessoa pode mergulhar em um coma (ponto C).

Aqui temos os seis estágios. Há momentos em que, durante esses estágios, o problema pode se tornar perigoso e a pessoa precisar de cuidado médico imediato. No Estágio de Estresse, os pacientes podem ficar tão estressados que podem ter um ataque de pânico ou se tornar violentos e perigosos a outras pessoas. Por exemplo, tive uma cliente cujas complicações se originaram do fato de ela não ter dormido por mais de oito dias. Esses desequilíbrios no cérebro são comuns, em especial com pessoas que apresentam problemas mentais. Nos Estágios de Reparação e Reconstrução, o problema pode se apresentar quando o paciente mergulha muito baixo nessas fases, o que poderia resultar em coma ou em órgãos que param de funcionar.

Em relação aos problemas ameaçadores que ocorrem no Pico, podemos ver no diagrama que há casos os quais exigem atenção médica imediata. Esses casos incluem problemas como uma convulsão violenta, que não diminui depois de alguns minutos, e um acidente vascular cerebral em que os vasos sanguíneos do cérebro são danificados pela pressão elevada que o Pico causa, a qual, por sua vez, faz com que o sangue flua para as cavidades cerebrais, causando danos a partes do cérebro e resultando em lesões cerebrais.

Há casos em que as células da glia (células cerebrais reparadoras) resultantes que estão no interruptor cerebral, formadas no Estágio de Reparação/Reconstrução incham tanto que pressionam o cérebro. Isso faz com que os ventrículos, que regulam o fluido no cérebro, fiquem bloqueados. Isso se chama "hidrocefalia" e pode resultar em vastos danos cerebrais ou até morte, caso não haja cuidados médicos. Outros resultados sérios do Pico incluem paradas cardíacas, diarreia extrema (na qual a pessoa se desidrata em virtude da perda de muito líquido) e estouro de vasos no corpo (com consequências que ameaçam a vida, como divisão do intestino, que resulta em envenenamento).

Há muitos aspectos que podem dar errado no Pico, e o remédio de emergência tem o objetivo de lidar com essas complicações. Tenho certeza de que você é capaz de avaliar como o cuidado emergencial é importante quando se lida com esses problemas.

Saber quando ir a um hospital para cuidados de emergência é uma questão complicada. Sempre peco para o lado da cautela: em primeiro lugar, obter aconselhamento médico e depois ir ao pronto-socorro, se necessário.

Como medicamentos e fatores do estilo de vida afetam o processo de cura

Sem muitos medicamentos, pessoas poderiam morrer ou suas vidas poderiam se tornar gravemente prejudicadas. Meu interesse é em como as drogas afetam os seis estágios, portanto, se você estiver consumindo algum medicamento por causa de uma doença específica ou um problema, é válido realizar algumas pesquisas em relação o que cada droga faz e seus efeitos colaterais. Em minha opinião, às vezes, o coquetel de drogas pode ser mais debilitante e estressante do que o problema original.

Reduzir a quantidade ou a combinação ingerida precisa ser discutido com um médico qualificado, mas não é necessário ser o seu médico atual. Conselhos quanto à combinação do que você está ingerindo é essencial, pois os médicos possivelmente não sabem como cada droga será afetada por outra.

O consumo contínuo de café e fumo, bem como trabalhar em ritmo acelerado podem ter o mesmo efeito que as drogas. Nosso corpo pode absorver esse estresse, mas não precisa se reparar, daí a razão pela qual as pessoas geralmente se sentem mal assim que diminuem o ritmo nos finais de semana ou nas férias. Ouvi relatos de indivíduos que têm resfriados terríveis, insônia por algumas horas da noite assim que o fim de semana chega ou apresentam pequenos ataques de diarreia. Todos esses problemas são sintomas do Pico.

Certo dia, um amigo, que também é médico, me explicou que o corpo pode sobreviver com 40% de seu funcionamento ideal. Isso explica como as pessoas conseguem abusar dos corpos delas por anos, mas assim que param, ficam realmente doentes e algumas acabam parando no hospital. Como exemplo extremo, pessoas que se aposentam de empregos em que há grande pressão e têm paradas cardíacas (o Pico das artérias coronárias ou pulmonares). O pior é que a embolia pulmonar ou assassina silenciosa, como muitas vezes existem poucos sintomas pelos quais as pessoas saibam que têm um problema.

Compreendendo os problemas cardíacos

Da perspectiva da Desobstrução Energética Avançada, há dois tipos de parada cardíaca. O primeiro é resultado do Pico do miocárdio (o músculo cardíaco do coração) – um infarto do miocárdio. A reação é a mesma a do músculo do corpo e está ligada embrionariamente ao meio do cérebro (medula cerebral). Durante o Pico, o músculo (coração) se contrai e às vezes para. Ele pode reiniciar por meio de um desfibrilador, mas a causa original do estresse é o fato de ela se sentir derrotada. Uma vez que o coração tenha reiniciado, a pessoa normalmente retorna para a saúde integral. O músculo cardíaco raramente é danificado, mas como qualquer músculo do corpo que está no Estágio de Reconstrução, ele parecerá diferente e, em uma biópsia, terá aparência de doente, embora, a partir de minha perspectiva, signifique que o órgão apenas está em estado de reconstrução.

O segundo tipo relaciona-se às artérias coronárias. A causa da parada cardíaca é a perda de alguém ou de algo que é seu, como uma casa, um emprego ou um companheiro. As artérias no Estágio de Estresse passam por uma redução de célula, e o revestimento interno da parede celular se torna mais fino. Depois da Reversão do IDIS, as artérias são reparadas e a parede celular engrossa. Isso se dá por um acúmulo de placas chamado colesterol. Se o Estágio de Estresse continuar por muitos meses e for muito intenso, então no Estágio de Reparação o acúmulo de placas nas artérias será tão grande que restringirá o fluxo sanguíneo, o que significa que o músculo não obtém sangue suficiente, que pode ser observado durante o exercício ou atividades intensas.

Após o Estágio de Reparação, as artérias passam por um Pico. A placa que se acumulou no interior escoa, passa para a corrente sanguínea e é processada pelo fígado.

No entanto, se essa placa acumulada for grande, ela se rompe e forma um coágulo sanguíneo, o qual pode evitar que o sangue chegue aos músculos do coração. Isso resulta em uma parada cardíaca, fazendo com que parte desses músculos morra. Se grande parte do músculo for afetada, o coração irá parar de bombear e a pessoa morrerá. Nesse caso, tentar reiniciar o coração geralmente é em vão, pois o músculo já está danificado além do reparo.

Na natureza, vemos isso nos cervos. Um cervo que perde seu harém para um cervo mais jovem em uma briga o deixará e encontrará outro. Se, depois de nove meses ele não tiver êxito, não é mais considerado digno de manter um rebanho e, consequentemente, inútil. O território é perdido, o cervo entra no Estágio de Reparo e, durante o Pico, a parada cardíaca será fatal.

Isso acontece de maneira semelhante com as pessoas. Se nosso território for invadido ou não mais tivermos um território para manter, o Pico subsequente pode ser fatal, se a duração tiver sido de quase um ano. Tome como exemplo um homem que se aposenta de um emprego intenso, vai para uma casa em que a mulher é quem a administra. Ela é o chefe (em especial depois da menopausa, que pode fazer uma mulher reagir de maneira mais territorial). Ele perde sua posição. Se essa situação não for resolvida, há alguma probabilidade de o homem procurar outra parceira ou ter uma parada cardíaca.

Obviamente também há outros fatores que podem provocar paradas cardíacas. Pessoas que têm empregos estressantes, nos quais sua posição é continuamente invadida e a pressão profissional é intensa, parecem ser mais propensas a desenvolver doenças cardíacas. A combinação disso com certos alimentos e hábitos (por exemplo, falta de exercício, tabagismo, etc.) também provavelmente leva a uma doença cardíaca e a acelerar esse processo. Não há dúvidas de que essas pessoas são mais propensas a enfermidades cardíacas do que outras. À medida que elas relaxam e entram no Estágio de Reparação, o corpo deposita placas na parede interior das artérias. Se você continuar a repetir esse processo, as placas se acumularão e os músculos cardíacos receberão menos oxigênio, resultando em problemas contínuos. A solução médica é um *by-pass* cardíaco, no qual os vasos sanguíneos são extraídos, em geral, da perna, para substituir os vasos danificados. Sem dúvida, esse procedimento salva muitas vidas.

No entanto, ao contrário da crença, estou convencido de que a causa verdadeira das doenças é territorial, nos homens, e social, nas mulheres – e não alimentos errados, bebidas alcoólicas, falta de atividade física ou tabagismo. Embora esses hábitos relacionados ao estresse realmente contribuam para a piora da situação, não são as causas das doenças cardíacas. Isso explica por que pessoas totalmente saudáveis podem desenvolver doenças cardíacas – pessoas que não fumam (e nunca o fizeram) têm dietas realmente de boa qualidade, que não bebem e se exercitam com frequência. Isso também explica por que algumas pessoas que fazem totalmente o oposto vivem até uma idade madura sem nenhum problema cardíaco. Acredito que o verdadeiro assassino é o trauma, que provoca originalmente o processo da doença, bem como não lidar com ele e não permitir o tempo e o espaço apropriados para se recuperar plenamente. Reconhecem quando estamos no Estágio de Estresse é o segredo.

O problema é que muitas pessoas não reconhecem o Estágio de Estresse ou que pode haver potencial para um problema sério ocorrer.

No Estágio de Estresse nos sentimos bem – sem dores, sem infecções, e temos a agudeza da mente e a energia para lidar com problemas. Por exemplo, um colega treinador me disse que, enquanto corredor, ele corria muito melhor depois de uma briga com a esposa, em especial uma que se arrastasse por semanas. Isso também explica por que precisamos nos cuidar quando se trata de comer de maneira saudável e nos exercitarmos regularmente. O que não é mencionado é a necessidade de passar algum tempo relaxando e tirar um tempo apenas para nós, como todo médico alternativo e complementar intuitivamente diria a você. Os terapeutas esportivos determinaram isso anos atrás; o corpo precisa de tempo para se curar depois de exercícios intensos. Tempo livre para permitir que seu corpo se cure é importante, da mesma forma que o tempo que você dedica ao treinamento.

O motivo pelo qual precisamos relaxar – e quero dizer realmente dedicar tempo à cura – é simples. Se continuarmos a manter o corpo sob tensão contínua, ele eventualmente precisará se reparar de qualquer maneira. O outro problema que ocorre nesses casos é que o corpo vivencia pressão de maneira contínua, então as chances de reagir a um problema pequeno de uma maneira maior são aumentadas. Apenas pense em como você reage a coisas quando dormiu pouco comparado a quando você dormiu o suficiente.

Encefalomielite miálgica ou síndrome da fadiga crônica

O oposto de ser pego no Estágio de Estresse ocorre quando uma pessoa vivencia um ciclo contínuo dos Estágios de Reparação/Reconstrução com um Pico de cura repetitivo. Por xemplo, a encefalomielite miálgica (também conhecida como síndrome da fadiga crônica). A maioria das pessoas que sofre disso fica indisposta depois de uma doença, em geral, uma gripe. Se, durante o Pico, a pessoa passar por outro momento IDIS, isso pode se associar com todo o processo da doença, e a pessoa continuamente percorre a segunda metade do processo da doença. Isso é o que chamamos de "cura suspensa" e é demonstrado pelo que acontecem a um de meus clientes.

Depois de se mudar, porque o vizinho do lado tinha sido agressivo e violento com ele e a família, meu cliente teve uma infecção viral brônquica intensa, que o deixou acamado com sintomas de gripe – o Estágio de Reparação.

Durante o Estágio de Reparação, a esposa dela o acusou de ele simplesmente ter uma "gripe de homem", o que criou um momento IDIS. Foi inesperado, dramático, isolador, e ele não tinha estratégia para lidar com a crítica da esposa dele. Depois, o rosto e a voz da esposa se associaram ao Estágio de Reparação.

Meu cliente estava no Estágio de Reparação quando um segundo IDIS aconteceu (quando sua esposa o ofendeu); este segundo IDIS o bloqueou em uma cura suspensa que o levou a uma síndrome da fadiga crônica.

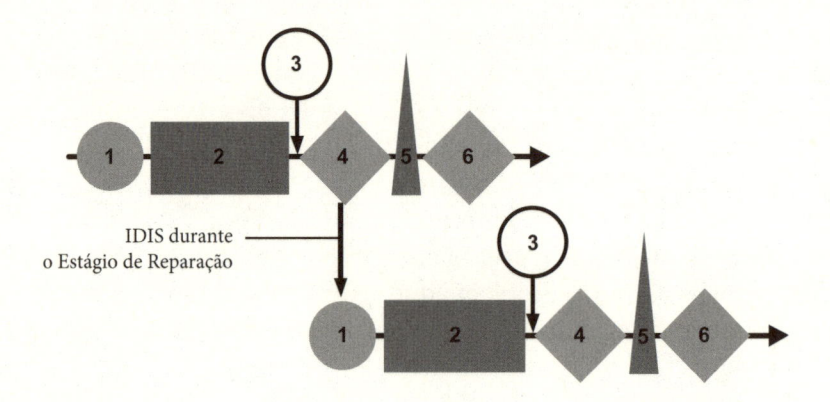

IDIS durante o Estágio de Reparação

Legenda: IDIS durante o Estágio de Reparação causa um segundo ciclo de doença

1 IDIS
2 Estágio de Estresse
3 Reversão do IDIS
4 Estágio de Reparação
5 Pico
6 Estágio de Reconstrução

Esse momento IDIS deu início a outro processo da doença, e significava que ele estava no Estágio de Estresse de um novo processo de enfermidades e o Estágio de Reparação do processo da gripe. Ele estava preso no Estágio de Reparação ainda precisando se recuperar, mas estressado com o novo IDIS, que ocorreu em virtude dos comentários de sua esposa. Então, embora estivesse no Estágio de Reparação da gripe, ele vivenciou uma combinação dos Estágios de Estresse e Reparação ao mesmo tempo – ele estava alerta, mas não sem energia. No devido tempo, esse processo normalmente se resolve por si só, mas quando você adiciona o disparo do rosto e da voz da esposa o colocando de volta no Estágio de Estresse diariamente, você pode ver como todo o processo continua a se repetir. Ele me contou que se sentia estressado quando a esposa estava por perto, e exausto quando ela não estava.

Meu cliente dormia erraticamente (em geral, um sintoma da encefalomielite miálgica) e sonhava demais. Ele me contou que frequentemente acordava se sentindo mais exausto do que antes de deitar. Aqui podemos ver o Pico em ação. Ao acordar, seu corpo possivelmente entrou no Estágio de Reconstrução. Então, sua esposa inconscientemente disparou o segundo conflito, mais uma vez olhando ou dizendo algo para ele, o que gerou estresse. Então, ela foi ao trabalho, enquanto ele ficou sem energia assim que entrou novamente do Estágio de Reparação – uma combinação o Estágio de Reparação e Estágio de Estresse disparado por sua esposa. Então, quando ele voltou para a cama, o Pico se repetiu continuamente, provocando sono agitado e tendo deixado meu cliente com a sensação de exaustão no dia seguinte, assim que entrou no Estágio de Reconstrução. O ciclo completo se repetiu dia e noite, diversas vezes.

Meu cliente reconheceu como o processo da doença funcionou e que estava preso em uma cura suspensa, então trabalhei com ele, ensinando-o a remover as associações. Ele realizou um ótimo trabalho ao limpar o problema, mas entrou em um Estágio de Reparação maduro em que teve pneumonia moderada, e lhe foram prescritos antibióticos. Os antibióticos provavelmente atrasaram sua recuperação, mas ele agora está se recuperando e fazendo trabalho voluntário três vezes por semana. Ele me conta que está se sentindo muito melhor, embora não totalmente em forma. A pneumonia provavelmente foi uma repetição dos sintomas originais, uma vez que ele afirmou que ela ocorreu depois de ter resolvido tudo em sua mente que dizia respeito à sua esposa.

No entanto, acredito que ele não se recuperou plenamente porque escolheu não fazê-lo. Isso pode soar rude, mas meu cliente gosta de passar mais tempo com o filho, fora do trabalho que ele detesta, e isso serve à sua esposa também.

O caminho de menor resistência

O corpo e o inconsciente são inteligentes, e o modo no qual a ligação mente-corpo funciona nos permite seguir o caminho de menor resistência. Você sabe o quanto é difícil pôr fim em um hábito – algo de que gosta no momento de satisfação, embora saiba que faça mal a você a longo prazo – por exemplo, cigarro, drogas recreativas, bolo de creme, etc. Portanto, temos que despender muita energia na mudança de padrões há muito tempo estabelecidos. A maioria das pessoas que sofre de encefalomielite miálgica eventualmente sai de seus padrões, mas demora muito mais tempo tirá-los de sua zona de conforto e colocá-los de volta para a realidade. Em geral, é uma mudança em circunstâncias ambientais ou sociais que remove aquilo que provoca doenças na pessoa, impedindo a cura suspensa.

Também devem haver outros fatores envolvidos que podem impedir que uma pessoa volte a ser saudável. Eles podem girar em torno da energia geral da pessoa que é inibida por outros fatores errôneos, sendo os principais a toxicidade e uma elevada carga de parasitas e, mais recentemente, alimentos geneticamente modificados. Nesse caso, mais uma vez o corpo está sendo mantido em uma cura suspensa. Parasitas e toxicidade podem ser eliminados do corpo, mas é necessária energia para fazê-lo. Se você estiver no Estágio de Reparação ou Reconstrução, toda a energia é direcionada para a cura do problema principal. Parasitas precisam de energia para viver, então eles a retiram do hospedeiro, que faz com que todo o sistema se desequilibre. Alimentos geneticamente modificados podem ser eliminados de sua dieta, e isso é extremamente recomendado mesmo que você seja saudável.[68]

Neste capítulo, discutimos o Pico detalhadamente. Acredita-se que esse "Pico" estranho seja um teste biológico, e o local em que água, em junção com células e bactérias formadas durante o Estágio de Reparação, são eliminadas não apenas do órgão, mas também do interruptor cerebral afetado. O "Pico" explica os sintomas de muitas doenças e por que há complicações nesse período.

Agora mudamos uma doença de um processo estático para um móvel. Essa é a diferença entre ter uma enfermidade e passar por um processo dela. Uma pessoa não é sua doença; essa não define alguém. Ao contrário, a doença é uma função de "nível inferior", um processo pela qual o corpo passa a fim de se curar.

No próximo capítulo, discutiremos a conexão entre o cérebro e os órgãos, descobriremos onde um acontecimento estressante fica preso em nossos cérebros e por que tipos específicos de conflitos nos afetam em diferentes órgãos de maneiras diversas. Também analisaremos o que ocorre em nossos cérebros e como há um sistema distinto de interruptores que se ligam e desligam em linha com os seis estágios.

---

68. SPIROUX DE VENDÔMOIS, J.; ROUILLIR, F. *et al.* A Comparison of the Effects of Three GM Corn Varieties on Mammalian Health, *International Journal of Biological Sciences*, 2009. Disponível em: <http://www.ncbi.nlm.nih.gov/pmc/articles/PMC2793308/>.

Capítulo 8

Nosso Cérebro – O Interruptor Biológico e o Registro de Todas as Doenças

"Na proporção de nossa massa corpórea, nosso cérebro é três vezes maior do que o de nossos parentes mais próximos. Esse órgão enorme é perigoso e doloroso para dar à luz e caro para ser desenvolvido; em um humano em repouso, utiliza cerca de 20% da energia corporal, embora tenha apenas 2% do peso corporal. Deve haver algum motivo para toda essa despesa evolutiva."

– *Dr. Susan Blakemore, autora de "Me, myself, I"*, New Scientist, *13 de março de 1999.*

F ui fascinado pela saúde durante muitos anos e apresentado a muitas disciplinas diferentes em minha época, mas a coisa que realmente me surpreende é a tomografia computadorizada. De repente, aqui estava uma região anteriormente limitada a muitos médicos selecionados, que permitiu um indivíduo treinado tirar uma fotografia precisa do que estava acontecendo energeticamente dentro da mente de uma pessoa, como a história de Birgitte ilustra. Essa é uma ferramenta muito poderosa.

FALTA DE ENERGIA CRÔNICA – FALTA DE CONTROLE

Birgitte reclamava que estava "absolutamente sem energia". Ela se sentia constantemente cansada e sem sono; a única coisa que a mantinha de pé era sua pura força de vontade. Ela sabia que não tinha síndrome da fadiga crônica (Epstein Barr) nem encefalomielite miálgica, mas também sabia que algo não estava certo.

A história de Birgitte começou quando ela trabalhava em uma fazenda histórico-cultural, onde tudo era feito da mesma maneira desde os anos 1940. Ela relatou como se sentiu imensamente adaptada e quanta energia tinha. Ela amava seu trabalho, mas não as acomodações compartilhadas, então tratou de garantir um dormitório em outro lugar da fazenda onde pudesse ficar sozinha. Durante esse período, ela conheceu e se apaixonou por alguém dez anos mais jovem e engravidou. Infelizmente, ela sofreu um aborto espontâneo com algumas semanas de gravidez e foi aconselhada a fazer uma aspiração a vácuo no hospital local para concluir o processo.

No hospital, ela negociou com a enfermeira não receber anestesia geral, e a enfermeira chefe viu que Birgitte era capaz de relaxar o corpo o suficiente para o procedimento. Então, ela recebeu anestesia local. Tudo corria bem até que o médico iniciou o procedimento, que envolveu uma máquina que tinha o som parecido com o de um aspirador de pó muito alto.

Todo o sangue desceu de sua cabeça. Ela continuou pensando: "Eu não posso me movimentar, porque irá doer". Ela relatou: "Eu não posso perder a consciência nem desmaiar, porque essa foi a decisão que tomei, pensei em tudo". Depois da experiência, ela apenas omitiu tudo e voltou à forma muito rapidamente.

No entanto, depois de algumas semanas, Birgitte notou uma dor obtusa nos rins. Percebendo que isso poderia ser mais do que um problema menor, ela largou tudo e buscou ajuda médica, e foi diagnosticada com uma infecção pélvica renal. Ela teve febre muito alta e uma pontada horrorosa nos rins, como uma faca que estava constantemente lá. Posteriormente, ela descobriu que tinha pedras nos rins. Ela se mudou com a mãe durante essas cinco semanas.

Nos últimos estágios de cura, o namorado veio vê-la e disse a ela não poderia mais viver no apartamento e que não havia outro lugar para ela morar na fazenda. Esse foi outro trauma, e agora ela sentia que não tinha nenhum lugar para ir. Depois de lhe falarem isso, ela caiu em depressão profunda, que resultou em ficar por aproximadamente um mês e meio na cama. A única pessoa que ela viu durante esse período foi o namorado, e ela engravidou novamente. Ainda deprimida, ela teve a criança, pensando que sua depressão se resolveria, mas, ao contrário, ela se sentiu mais aprisionada e não conseguiu sair desse estado horrível.

Finalmente, ela foi morar com o namorado, e durante três anos e meio ela lutou contra a depressão. Embora amasse o namorado profundamente, ele não conseguia mais lidar com os problemas de Birgitte e, eventualmente, se separaram. Inesperadamente, a depressão desapareceu a essa altura, mas a falta de energia que tinha piorou.

Se você conhecesse Birgitte, não teria ideia de que ela estava sofrendo dessa maneira, mas quando estudei sua tomografia computadorizada vi marcas de pequenos anéis que soube terem relação a órgãos específicos do corpo (para ver a tomografia, visite www.whyamisick.com). Não fui apenas capaz de mostrar a ela os dois traumas que provocaram sua depressão, como também consegui apontar os órgãos que tinham problema. Um exemplo foi um velho problema digestivo, depois de ter explicado que teve um problema em virtude de um amigo que tinha enlouquecido e desapareceu por semanas.

No entanto, a coisa mais dramática que descobri e que fez todo o sentido para Birgitte foi quando perguntei a ela se tinha algum problema na tireoide. Ela respondeu que não. Então mostrei a ela como a região da parte anterior esquerda do cérebro, no córtex, tinha um anel salpicado, o que significava que esse era o Estágio de Reconstrução e que era uma cura suspensa. Consultei um amigo médico, e ele explicou que os sintomas desse problema eram uma falta de energia e sempre se sentir cansada, comumente conhecida como disfunção da tireoide.

Eu expliquei que poderíamos limpar a energia do acontecimento que fez com que o problema ocorresse, o de se sentir impotente, e fazer aquilo significava que a tireoide voltaria à função normal, seu cansaço desapareceria e sua energia retornaria.

Pedi que ela reunisse um histórico de seus problemas médicos. Naquela noite, ela escreveu quatro páginas de observações e organizou o que tinha causado o IDIS; foi no momento do procedimento em que ela se sentiu impotente, ao ouvir a máquina e se sentir apavorada para se movimentar. No dia seguinte, ela limpou o momento IDIS e a energia presa oculta. Imediatamente, ela se sentiu melhor, e no decorrer dos próximos dias o cansaço desapareceu por completo e sua energia retornou.

Para explicar a condição de Birgitte com mais detalhes, um interruptor é ligado na parte frontal do cérebro, no lado esquerdo da massa cinzenta (córtex). Esse interruptor relaciona-se aos dutos tireoglossos; há os tubos que permitem que os hormônios da tireoide sejam liberados no sangue. Esses dutos se tornam maiores, desse modo permitindo que os dois hormônios da tireoide sejam liberados no sistema de modo que consigam fluir mais rapidamente na corrente sanguínea. Esses dois hormônios, tiroxina e tri-iodotironina, regulam o metabolismo em uma pessoa (basicamente, quão rapidamente uma pessoa queima energia e produz proteínas).

O efeito geral a esse alargamento dos dutos permite que as pessoas reajam mais rapidamente, de modo que consigam lidar com qualquer coisa que as fazem se sentir impotentes (no caso de Birgitte, o procedimento doloroso e barulhento). Assim que o estresse se resolver, sozinho, os dutos se reparam, tornam-se menores; então, pouco dos hormônios da tireoide entram na corrente sanguínea); menos hormônio da tireoide significa menos energia.

Energia e a conexão mente-corpo

Existe uma conexão mente-corpo? A medicina poderia sentir falta de uma das conexões mais óbvias que há em uma doença, concentrando-se apenas na bioquímica para curar as pessoas?

Pode ou não ser óbvio, mas não há dúvidas de que existe uma imensa bioquímica acontecendo. Neuropeptídios correm até a mente, que, por sua vez, dizem ao corpo para reagir de uma maneira específica. Isso é compreendido cientificamente, e a prova simples dessa reação bioquímica e conexão é o efeito que um pensamento positivo ou negativo tem na postura corporal, respiração ou química sanguínea de uma pessoa,

A prova disso é simples. Tome a depressão como exemplo, que afeta a química sanguínea de uma pessoa ao abaixar a quantidade de serotonina no cérebro e no corpo. A redução desse hormônio afeta tanto a respiração quanto a postura, por exemplo, o comportamento das pessoas irá modificar assim que olham para o mundo, agem, caminham e falam de maneira muito diferente. Os níveis energéticos também reduzem em pessoas que sofrem de depressão, quando tendem a gastar muito tempo sem fazer nada e nada parece interessá-las.[69]

Podemos ver os efeitos do aumento da depressão pelo uso de drogas como Prozac, a primeira droga antidrepressiva de sua classe. Em três semanas de uso dessa droga, a maioria das pessoas que sofre de depressão se sente melhor.

Mesmo se a droga for destinada a fazer algo completamente diferente, como um betabloqueador (usado para reduzir a pressão sanguínea elevada), pode haver uma enorme mudança em nossa maneira de pensar. Dessa forma, imagino ser seguro dizer que o que pensamos está ligado à nossa bioquímica, que, por sua vez, está conectada às nossas emoções e vice-versa. O que estou dizendo aqui não radical nem novo, embora considere estranho que os médicos não reconheçam essa ligação óbvia mente-corpo.

Outra área que a medicina ignora convenientemente é a energia, embora a existência dela possa facilmente ser comprovada. Você deve se lembrar de aulas da escola que, durante uma reação química, o calor é emanado, e calor é energia. Considere nossos caminhos neurais: eles utilizam energia elétrica para se comunicarem pela mente e pelo corpo, ativando impulsos nervosos que liberam neurotransmissores para o sistema. Essa é uma reação química; consequentemente, o calor é produzido.

Não conseguimos ver a energia elétrica nervosa, mas é a mesma transferência de energia que utilizamos para acender uma lâmpada, certamente com menos corrente fluindo por ela. Portanto, é seguro afirmar que, quando pensamos, produzimos mudanças energéticas no calor, que disparam mudanças energéticas elétricas com reações bioquímicas, resultando em alterações por toda a mente e o corpo. Ondas elétricas também são responsáveis por mudanças consideráveis na mente e no corpo, que os médicos parcialmente ignoraram, embora, em um grau, as tenham usado por décadas.

---

69. SMITH, M.; SAISAN, J. et al. *Depression Symptoms and Warning Signs*, 2013. Disponível em: <http://www.helpguide.org/mental/depression_signs_types_diagnosis_treatment.htm>. Acesso em: 12 mar. 2013.

Não é difícil provar que as ondas elétricas nos cercam; nossos cérebros e órgãos, e estes, por sua vez, recebem e emitem ondas elétricas. Considere o uso não invasivo do eletroencefalograma que mensura as ondas cerebrais, ou o eletrocardiograma, que mensura as ondas cardíacas, provando, assim, que emitimos ondas por meio de mudanças em nosso pensamento. Também conseguimos estimular os músculos por meio de técnicas não invasivas. Por exemplo, um equipamento de neuroestimulação elétrica transcutânea, que envolve posicionar eletrodos na pele em vez de agulhas no corpo (como na acupuntura), pode ser utilizado para aliviar a dor e ilustrar que o corpo humano pode receber ondas elétricas.

Alguns experimentos interessantes conduzidos por cientistas confirmam o fato que produzimos ondas elétricas. Eles inventaram um solidéu que continha um conjunto de 64 eletrodos. Por meio de algoritmos de computador, eles demonstraram como as pessoas poderiam controlar um cursor em uma tela de computador apenas com o pensamento.[70] A tecnologia avançou tão rapidamente que você pode até comprar uma dessas máquinas pelo mesmo preço de um laptop ou tablet (<www.emotiv.com>), agora com consideravelmente menos eletrodos.

Eu acredito que podemos, dessa forma, presumir que o cérebro e os órgãos emitem e recebem informações elétricas que, por sua vez, criam um campo ao seu redor. Essas informações são transmitidas e recebidas por meio dos nervos, que são incorporadas por todas as partes de nosso corpo e todos os órgãos. Assim que uma corrente elétrica passa por um fio, um campo elétrico é produzido – acredita-se que esse campo interaja com tudo o que está dentro e ao redor de você. Pesquisas recentes realizadas pelo professor Peter Fraser demonstraram que o coração se conecta ao cérebro e ao sistema nervoso, e o trabalho de outras pessoas e organizações como o Heart Math Institute, na Califórnia, apoiam essas descobertas.[71] O coração parece conter de 65% a 75% de células neuronais. Aparentemente, quando o coração bate, ele emite uma onda elétrica, inserindo informações no sangue que passa por ele, modificando a bioquímica da mente e do corpo.

---

70. SERVICK, K. *A Leap Forward in Brain-controlled Computer Cursors*, Stanford University School of Engineering, 2012. Disponível em: <http://engineering.stanford.edu/research-profile/leapforward-brain-controlled-computer-cursors>. Acesso em: 26 mar. 2013.
71. FRASER, P.; MASSEY, H.; PARISI WILCOX, J. *Decoding the Human Body Field* (Healing Arts Press, 2008).

O fato de criarmos um campo a nosso redor não é nada novo, tanto que a polícia e os serviços de emergência estão utilizando câmeras especiais de imagens térmicas há muitos anos a fim de rastrear criminosos e para busca e resgate. No entanto, é válido mencionar por que é mais evidente que haja uma conexão mente-corpo; pensamentos alteram nossa energia. Emoções são pensamentos, e estes também modificam nosso estado – nossa bioquímica. Todos eles aparentemente separam elementos, que nos fazem ser o que somos; não são separados, e sim totalmente integrados.

Pensamentos, emoções e doenças

O motivo pelo qual isto é tão importante é que os médicos separaram pensamento e, consequentemente, emoções, de doenças. Se os médicos acreditassem que um pensamento se conectava ao modo no qual o corpo reagia, então reconsiderariam o efeito que o diagnóstico médico tem em uma pessoa, em especial uma com implicações como um diagnóstico de câncer. Não são apenas os médicos que precisam ter cautela em relação a isso; médicos alternativos e complementares também. Durante uma evolução ou diagnóstico médico de qualquer tipo, as pessoas são em um estado intensificado de consciência, e isso pode ter um efeito dramático em como percebem o que lhes foi dito. As pessoas estão em estado de transe, e quando recebem um diagnóstico médico horrendo ou desafiador, podem e geralmente terão um IDIS.

Ao observar especificamente a medicina tradicional, descobrimos que pesquisas são reducionistas por natureza. Os pesquisadores não analisam a mente e o corpo; eles analisam uma célula individual e a desmontam, destroem-na a fim de descobrir o que há de errado dentro de uma célula doente. Então, desenvolvem drogas que alteram a química nessa célula individual, reparando ou destruindo a constituição da célula. Lembre-se de que os pesquisadores trabalham com células doentes, omitindo o ambiente e o estado mental da pessoa.

Se você discorda, apenas considere qual efeito a quimioterapia tem em qualquer célula replicante. Nenhuma consideração é dada a respeito de efeitos colaterais, pois, de um ponto de vista reducionista, efeitos colaterais são subprodutos inconvenientes. Nenhuma consideração é dada em relação ao estado de espírito da pessoa, visto que a teoria é a de que as drogas quimioterápicas apenas destroem as células cancerígenas, mas, como qualquer paciente de câncer que foi submetido a quimioterapia irá dizer, os efeitos colaterais são horríveis. Efeitos colaterais físicos da quimioterapia geralmente fazem com que os pacientes percam o cabelo, além de outras células se replicarem, como as unhas. Os efeitos colaterais psicológicos provocam perda da autoestima, alterações de humor, irritabilidade, depressão, baixo desejo sexual e alterações no modo em que o paciente pensa sobre si como pessoa. Até o sabor e o cheiro mudam quando se toma essas drogas, e uma imensa náusea é frequentemente relatada por pacientes.[72]

Transtorno do estresse pós-traumático

Quando uma pessoa vivencia um IDIS, o efeito da emoção que ocorre fica preso no sistema (ver a página 73). Podemos provar facilmente que as emoções ficam armazenadas em nosso sistema nervoso. Apenas pensa em um acontecimento feliz do passado, e para a maioria das pessoas as emoções reaparecem. Elas estão lá em algum lugar e são facilmente acessíveis; com um IDIS, a emoção fica presa no sistema, de alguma maneira.

Pesquisas realizadas em 2005 nos Estados Unidos, no Departamento de Ciências Psicológicas e Cerebrais e no Centro de Imagem e Análise Cerebrais da Duke University Center for Cognitive Neuroscience, descobriram que pessoas que vivenciaram um acontecimento traumático ficam presas em um ciclo de emoções e recordações, e particularmente estudaram o transtorno do estresse pós-traumático.

Os efeitos de um IDIS produzem a mesma reação de uma pessoa que vivencia o transtorno do estresse pós-traumático. Em essência, eles são muito semelhantes, se não forem iguais. Os tipos de evento que afetam pessoas com transtorno do estresse pós-traumático são horríveis: acidentes, mortes, acontecimentos de guerra ou incêndios horrorosos. Muitas das pessoas que sofrem com esse tipo de desordem psicológica são soldados, paramédicos e bombeiros.

Por meio de ressonância magnética funcional, uma técnica relativamente nova e complexa de imagens que utiliza magnetismo e ondas de rádio para ver o interior do corpo, pesquisadores foram capazes de determinar que, quando uma pessoa acessa novamente as lembranças

---

72. *Chemotherapy Drugs Side Effects*, Stanford Medicine Cancer Institute. Disponível em:<http://cancer.stanford.edu/information/cancerTreatment/methods/chemotherapy.html>. Acesso em: 26 mar. 2013.

de um acontecimento horrível, ele surge no cérebro e, especialmente, na região que processa as lembranças emocionais – as amídalas e o hipotálamo. Esses acontecimentos estavam presos, e as imagens e emoções foram captadas em um *loop* contínuo. O que era diferente em relação a essa pesquisa foi o atraso que os pesquisadores utilizaram para acessar as recordações de seus clientes. Em experimentos anteriores, a diferença de tempo foi apenas de minutos, mas nesta pesquisa a diferença de tempo foi de um ano.[73]

Isto é significante porque as pessoas que sofrem de transtorno do estresse pós-traumático são afetadas mental e fisicamente pelo acontecimento que as traumatizaram. Elas não apenas apresentam alterações psicológicas severas, mas descobriu-se que sofrem de problemas relacionados ao coração, aos sistemas respiratório, digestivo e reprodutivo, bem como diabetes, artrite e dor, todos estes sugerindo uma ligação científica direta e provável entre um acontecimento estressante específico e doenças específicas.

Não é de se surpreender que, da perspectiva da Desobstrução Energética Avançada, a interpretação médica das causas conhecidas para essas doenças nas pessoas com transtorno do estresse pós-traumático seja desconhecida. Ela postula que o estresse pelo qual essas pessoas passam afeta o corpo, aumentando o risco de problemas e doenças.[74]

---

73. Duke University. Emotional Memories Function In Self-Reinforcing Loop, *Science-Daily*, 2005. Disponível: <http://www.sciencedaily.com/releases/2005/03/050323130625.htm>. Acesso em: 26 mar. 2013.
74. JANKOWSI, K. *PTSD and Physical Health*, 2007. Disponível em: <http://www.ptsd.va.gov/professional/pages/ptsd-physical-health.asp> e <http://ptsd.about.com>. Acesso em: 26 mar. 2013.

Doenças e conflitos relacionados ao transtorno do estresse pós-traumático

A fim de compreender os tipos de conflito aos quais cada doença se relaciona, eu os listei a seguir:

Doença ou problema	Conflito relacionado
Doença coronária	Perda de algo importante, como uma casa ou emprego. Território de alguém.
Problemas relacionados ao sistema respiratório (mucosas brônquicas e laríngeas)	Assustar-se com um ataque iminente de alguém. Um conflito territorial por medo.
Problemas digestivos (mucosas do estômago, fígado, vesícula biliar e pâncreas)	Sentir-se bravo porque alguém retirou algo de você. Um conflito territorial por raiva.
Problemas digestivos (trato digestivo)	Algo que não pôde ser digerido, por exemplo, um acontecimento que se aloja no intestino e não pode ser aceito.
Diabetes tipo 1 – hiperglicemia (células das ilhotas beta, injeção de insulina)	Resistência a mudança ou defender-se de alguém.
Diabetes tipo 2 – hipoglicemia (células das ilhotas alfa, controlada por dieta)	Assustar-se com algo repulsivo.
Artrite	Separação severa de outros e uma falta de valor por si.
Dor	Grande probabilidade de ter relação com os túbulos renais, sentir-se abandonado e outra doença que passa por seus Estágios de Reparação e Reconstrução.
Problemas relacionados ao sistema reprodutor (ovários e testículos)	Perda profunda

Todos esses problemas são observados em pessoas que sofrem com transtorno do estresse pós-traumático, o que significa que pode haver evidências de que uma disfunção neurológica (conhecida por afetar o cérebro e o comportamento de uma pessoa) esteja ligada a doenças específicas.

Dessa forma, um acontecimento estressante específico afeta o cérebro em uma localização específica, que então afeta um órgão específico por um motivo biológico. Mais evidências demonstram que isso pode ser visto em ressonâncias magnéticas de pessoas que sofrem de desordem do estresse pós-traumático[75] que demonstram atividades em áreas específicas do cérebro.

Técnicas de imagens cerebrais também descobriram que há uma ligação direta entre regiões específicas do cérebro e movimentos associados com a doença de Parkinson.[76] Mais evidências de que o córtex primário e motor do cérebro são responsáveis por movimentos básicos também foram determinadas.[77]

Embriologia

Assim como muitos experimentos relacionados a imagens cerebrais e órgãos específicos do corpo, a maioria dos estudos se relaciona ao movimento ou doenças que afetam caminhos neurais no corpo, como doença de Parkinson e esclerose múltipla. Também há pesquisas que indicam a localização de regiões específicas e seu relacionamento a órgãos específicos do corpo.

Por exemplo, na década de 1950, Wilder Penfield trabalhou com pacientes epiléticos em tentativa de ajudá-los a parar suas convulsões. Ele realizou experimentos durante cirurgias cerebrais abertas em que os pacientes receberam anestesia local, o que significa que estavam acordados e conseguiam conversar com o cirurgião. Utilizando uma sonda elétrica em determinadas áreas do córtex cerebral, ele conseguiu estimular regiões específicas do corpo. Wilder Penfield determinou que o cérebro estava organizado em um sistema belo e que o cérebro era cruzado, significando que, por meio da estimulação do lado esquerdo do cérebro, o lado direito do corpo era afetado e vice-versa (para realizar

---

75. KAISER, E.; GILLETTE, C. A Controlled Pilot-Outcome Study of Sensory Integration (SI) in the Treatment of Complex Adaptation to Traumatic Stress, *Aggression, Maltreatment & Trauma*, 2010; 19: 699-720. Disponível em: <http://www.traumacenter.org/products/pdf_files/SI Txt for Adult Complex PTSD article-Spinazzola.pdf>. Acesso em: 9 mar. 2013.
76. GRAFTON, S. Contributions of Functional Imaging to Understanding Parkinsonian Symptoms, *Current Opinion in Neurobiology*, 2004; 14(6); 715-719.
77. TANJI, J.; MUSHIAKE, H. Comparisons of Neural Activity in the Supplemental Motor Area and Primary Motor Cortex, *Cognitive Brain Research*, 1996; 3(2); 143-150. Disponível em: <http://wexler.free.fr/library/files/tanji (1996) comparison of neuronal activity in the supplementary motor area and primary motor cortex.pdf>.

um experimento de sondagem cerebral no córtex sensorial, acesse <www.pbs.org/wgbh/so/tryut/brain>).

O mapeamento moderno do cérebro definiu diversas áreas do órgão e suas funções relacionadas, e aparentemente o cérebro é conectado ao corpo em um sistema distintamente organizado. Cada parte do corpo e cada órgão tem uma conexão com uma região específica do cérebro. Por exemplo, a área responsável pelo processamento visual é a parte posterior do cérebro – você, literalmente, tem olhos na nuca. O som é processado nos lobos laterais do cérebro. As regiões sensoriais, responsáveis pelo toque, localizam-se na parte superior do cérebro.

Esse tipo de mapeamento é relativamente antigo e apenas cobre o córtex cerebral. No entanto, há uma região bem compreendida, mas ignorada até certo ponto quando se trata de nosso projeto como humanos, e essa é a ligação entre órgãos específicos e regiões no cérebro. Para compreender isso, precisamos analisar a embriologia, que é ensinada por cerca de quatro dias na escola de medicina, mas que desde então parece ser ignorada pelos médicos, a menos que alguém escolha se especializar em bebês prematuros.

Para explicar essa conexão, precisamos compreender os fundamentos básicos da embriologia: o que está acontecendo no útero desde o momento de concepção até o desenvolvimento de um ser humano. Os humanos se originam como uma única célula que se divide em 50 trilhões de células, que então se desenvolvem para formar um adulto crescido. Nos primeiros 30 dias, três camadas específicas de células se desenvolvem – a endoderme, a mesoderme e a ectoderme – confusamente conhecidas como camadas "germinativas" e, embora não tenham nenhuma relação com germes e micróbios, realmente se conectam belamente ao modo no qual reagimos nos Estágios de Reparação e Reconstrução do processo da doença a fungos, bactérias e vírus (ver também a página 166).

Cada uma dessas camadas forma partes específicas de diversos órgãos. A endoderme (camada interna) é responsável por nosso sistema digestivo, que se estende da boca até o ânus, e inclui a carne (parênquima) do fígado e do parênquima do pâncreas mais os alvéolos pulmonares. Os túbulos coletores dos rins também podem ser encontrados no tronco cerebral e são responsáveis por regular a água armazenada em todo o nosso sistema (observação: os túbulos coletores dos rins se desenvolvem da região da mesoderme do cérebro e não são órgãos dirigidos pela endoderme).

A mesoderme (camada média) é a pele espessa semelhante a couro do corpo. É a região da derme que cerca e protege os órgãos internos. O pericárdio é uma camada de pele espessa que cerca o coração. O peritônio cobre os órgãos digestivos, inclusive o fígado, e a pleura cerca os pulmões. As glândulas mamárias também são direcionadas pela mesoderme – a camada média do cérebro. Aqui, também encontramos o esqueleto, os músculos estriados, o músculo cardíaco, os tendões, os dentes e a cartilagem. Os músculos suaves do intestino, do estômago e do esôfago também se situam aqui.

A camada externa, a ectoderme, é responsável pelos órgãos sensoriais. Eles nos conectam com o mundo exterior. O mais óbvio é a cama externa da pele conhecida como epiderme. Também temos a mucosa, as áreas viscosas de nosso sistema, responsável, por evitar que nossos órgãos se sequem e por nos dar resposta sensorial vital a fim de que funcionemos bem e sobrevivamos em nosso ambiente. A mucosa nasal está aqui (cheiro), a mucosa brônquica e laríngea, os dutos da vesícula biliar, a mucosa do fígado, a mucosa do estômago, a mucosa do duodeno e a mucosa do pâncreas. De modo interessante, encontramos as artérias e veias coronárias no córtex, assim como as células das ilhotas alfa e beta do pâncreas e os dutos tireoglossos e a glândula da faringe. Também encontramos a parte visível de nossos olhos – principalmente a retina e o fluido vítreo –, a parte audível de nossas orelhas e a parte superior de nossa pele, movimentos, toques e outras informações sensoriais de nosso corpo.

Então, quando nos desenvolvemos a partir da única célula fertilizada, nos dividimos em três camadas germinativas. Ao mesmo tempo, cada camada germinativa está ligada a uma região específica do sistema nervoso e do cérebro. A endoderme está ligada ao tronco cerebral. A mesoderme está ligada ao cerebelo – a parte posterior do cérebro – e é responsável pela pele espessa que envolve nossos órgãos – e também se liga à substância branca. A medula cerebral é responsável pelo apoio, portanto, inclui nossos músculos e esqueleto. A ectoderme liga-se ao córtex cerebral e, consequentemente, aos órgãos sensoriais que nos conectam ao mundo exterior.

Nossa compreensão de como a embriologia e a constituição do cérebro estão ligadas por um mapa simples dos órgãos tem sido, na maioria das vezes, ignorada. A tese que irei explicar tem, até agora, apenas alguma verificação científica, porém a evidência parece apontar para a constituição do corpo que reflete perfeitamente na embriologia e nas camadas do cérebro. Portanto, se, por exemplo, as pessoas que sofrem de transtorno do estresse pós-traumático forem mais propensas a sofrerem de problemas relacionados ao coração e ao sistema respiratório, diabetes, artrite e dor do que alguém que não teve transtorno do estresse pós-traumático, então existe uma ligação provável com as emoções estressantes constantes que elas vivenciam.

Isso significa que cada região individual do corpo e do cérebro está ligada por meio da embriologia, então analisando o órgão afetado a partir do ponto de vista da embriologia, você percebe essa conexão óbvia. O acontecimento estressante constante surge no cérebro em uma região específica que correspondem ao órgão afetado, mas não o órgão inteiro, apenas a camada embrionária específica. Tome, por exemplo, o pulmão, que é formado por duas camadas embrionárias. Os alvéolos são conectados à endoderme (camada interna) e, consequentemente, ao tronco cerebral, e a mucosa branquial à ectoderme (camada externa) e, consequentemente, ao córtex. Duas camadas embrionárias totalmente diferentes surgem em dois locais totalmente distintos do cérebro, mas do ponto de vista da medicina, ainda são os pulmões.

Voltando à conexão cérebro-corpo, vamos explorar a premissa básica que parece conduzir cada nível embrionário.

Endoderme (camada interna)

Relaciona-se ao tronco cerebral. Praticamente, todas as partes dos órgãos encontrados nesta camada embrionária têm relação com a digestão. Os tipos de acontecimentos estressantes que afetam essa camada são incapacidade de digerir algo que uma pessoa viu ou escutou – por exemplo, ouvir que você é mentiroso quando claramente não é. Doenças que ocorrem aqui são destinadas a nos ajudar digerir essas questões de maneira mais eficaz pelo aumento da área da superfície do trato digestivo ou órgão afetado, desse modo, permitindo melhor absorção de qualquer coisa que tenha ficado presa. Isso acontece no Estágio do Estresse.

Mesoderme (área mediana)

Relaciona-se a duas áreas, e o cerebelo é a primeira delas. Os acontecimentos estressantes que fazem com que essa camada reaja têm relação com um ataque iminente contra nós. Um exemplo seria uma cirurgia iminente nos intestinos que engrossa o peritônio. Doenças que ocorrem nesta primeira parte da mesoderme destinam-se a proteger nossos órgãos internos de ataques por meio do espessamento da camada semelhante a couro no Estágio de Estresse. Outro exemplo válido de ser considerado é a acne facial, indicando um ataque contra quem somos, por exemplo, perder o rosto. A pele se desenvolve no primeiro estágio e então é consumida pelas bactérias nos Estágios de Reparação/Reconstrução, daí a espinha e o pus que são expelidos desse ponto.

Uma questão que se relaciona a nós não nos apoiarmos, ou não recebermos apoio de outros, afeta nosso esqueleto e sistema muscular, e surge na mesoderme do cérebro (a medula cerebral). Um exemplo seria deixar as pessoas pisarem em você porque você não se valoriza em um nível profundo. A cartilagem na vértebra lombar se fortalece depois da resolução do acontecimento estressante nos Estágios de Reparação/Reconstituição. Doenças nesta segunda parte da mesoderme destinam-se a fortalecer os músculos, ossos, cartilagem e tendões afetados; dessa forma, tornam a pessoa mais forte e mais capaz de se apoiar. Isso acontece nos Estágios de Reparação/Reconstrução.

Ectoderme (camada externa)

Esta região é afetada por problemas de natureza conectiva, talvez relacionados a território (principalmente em homens), questões sociais (em mulheres), medo de ser atacado, problemas de separação e sentimentos de estar paralisado. Os tipos de doenças que vemos nos córtex afetam a mucosa (a camada viscosa de órgãos específicos do corpo, como a mucosa nasal, a mucosa estomacal e a mucosa branquial). Os dutos de determinados órgãos também são afetados, como os dutos do leite materno, as células alfa e beta das ilhotas do pâncreas, os movimentos motores (nervos), regiões específicas dos olhos, epiderme (camada externa da pele), unhas, cabelos, a parte audível da orelha e as artérias e veias coronárias, que estão todas no córtex. Em essência, todos os problemas relacionados a nossa "conexão", ou a falta dela, com o mundo exterior surgem na ectoderme/córtex. O motivo biológico para as doenças no córtex é, basicamente, para a pessoa se sentir menos sensível ao problema que a está afetando, desse modo, permitindo que lide com ele de maneira mais eficaz. Isso sempre ocorre no Estágio de Estresse.

O que pode ser lido em uma tomografia computadorizada?

E se pudermos especular que as camadas embrionárias do cérebro estão ligadas a camadas embrionárias correspondentes de um órgão, de maneira estruturada e organizada, se analisarmos uma camada específica de um órgão que esteja afetada, em teoria deveríamos encontrar atividades ou cicatrizes na região correspondente no cérebro. Vamos analisar uma série de estudos de caso (você pode ver as tomografias que demonstram como uma doença pode ser vista na área relativa do cérebro visitando <www.whyamisick.com>).

Síndrome nefrótica

Um aluno meu sofria de síndrome nefrótica. Do ponto de vista da medicina tradicional, a síndrome nefrótica ocorre quando os rins estão danificados, causando edemas grandes (excesso de água e proteína – albumina) em regiões específicas do corpo. No caso de meu aluno, a doença afetou todo o corpo, aparecendo principalmente na parte inferior do abdome e nos testículos. Ela também fez com que o restante de seu corpo inchasse; seu rosto parecia que ia explodir e parecia a lua. A fim de tratar a doença, um esteroide chamado prednisolona é administrado em doses grandes, e acredita-se que o rosto em forma de lua seja um efeito colateral do tratamento. No entanto, observações de pessoas que sofrem de síndromes do túbulo do rim sugerem que o rosto em formato de lua ocorre antes de os esteroides serem ingeridos, e não por causa deles.

O problema que causa esse inchaço excessivo é um IDIS, que envolve sentir-se isolado e abandonado. Os esteroides, na verdade, fazem com que mais água seja retida nas regiões específicas colocando todo o corpo no Estágio de Estresse. O uso de diuréticos pode impedir qualquer progresso posterior, mas, a exemplo dos esteroides, não são a cura. A tomografia de meu aluno mostrou diversos círculos brancos na região dos túbulos coletores dos rins. Os círculos brancos eram cicatrizes em virtude do depósito de cálcio – indicando que a doença tinha concluído seu processo – e correspondia à região do tronco cerebral (a endoderme – camada interna).

Meu aluno confirmou as reações que ocorreram em relação a sua doença, e o IDIS que disparou a enfermidade ocorreu quando ele tinha 2 anos de idade e se separou dos pais durante as férias, em Edimburgo. Ele se lembrou de como tinha um grande medo de ficar isolado quando era criança, em especial se amigos se comportavam de maneira indiferente ou não amigável em relação a ele. Mais importante, ele se lembrava de se sentir extremamente ansioso e estressado quando os pais saíam, temendo que não retornassem. Ele me contou que chorava e gritava quando eles saíam, fazendo com que fosse quase impossível que tivesse uma vida social normal. Esses disparos emocionais fizeram com que todo o processo da doença acontecesse novamente (ver também a página 111). Depois dos 18 anos, seus sintomas desapareceram e ele está totalmente livre desta doença.

Ansiedade

Conhecemos Lucille no capítulo 4 (ver a página 74), que tinha problemas constantes relacionados à ansiedade. Em sua tomografia, era evidente que os dutos tireoglossos e a glândula da faringe eram ativos ao mesmo tempo. Essa combinação de dois órgãos afetados dessa maneira provoca ansiedade aguda.

Em sua tomografia, os anéis estavam na região do córtex cerebral e mostravam o problema na reversão do IDIS e, consequentemente, no Estágio de Reparação ou Reconstrução. Também havia muitos pontos brancos no centro, significando que o problema era crônico, repetindo-se, e estava continuamente lá, no segundo plano. Consequentemente, Lucille tinha ataques de ansiedade de tempos em tempos.

Engrossamento do pericárdio

Este cliente pensava ter problemas com seus níveis de energia porque sempre que se exercitava se sentia sem ar e tossia. Ele foi ao médico, que, depois de muitos exames, não foi capaz de determinar o que estava errado. Em uma inspeção, a tomografia computadorizada mostrou um círculo claro que correspondia ao pericárdio do coração. Isso havia causado o espessamento da camada cutânea ao redor do coração. Felizmente, o cliente não tinha problemas emocionais (seu relacionamento com a esposa era muito bom), mas, no entanto, reclamava que toda a sua vida tinha recentemente virado de cabeça para baixo quando um gerente incompetente havia ameaçado seu emprego, que ele amava. Consequentemente, o anel se mostrava como um ataque contra o coração, ou seja, o ataque contra o emprego que ele amava.

Câncer nos ossos

Outra cliente, uma mulher com dois filhos jovens que tinha câncer na região mediana da coluna espinhal. Sua tomografia computadorizada foi tirada apenas alguns dias antes do Pico, e ela vivenciou uma dor excruciante, cuja sensação relatou como sendo de alguém a esfaqueando nas costas, acompanhada de um ataque epilético que durou três minutos e uma enxaqueca constante, que desapareceu lentamente.

Essa doença resultada da falta de autoestima que atinge um nível pessoal muito profundo (semelhante à minha hérnia de disco descrita na página 40, porém muito mais profunda) junto à síndrome do túbulo coletor do rim. Essa cliente tinha sido obrigada por seu sócio a fazer algo na empresa que ela sentia ser moralmente errado e na iminência de ser ilegal. Ela resolveu o problema (Reversão do IDIS) e então passou para o Estágio de Reparação, com sintomas de dor nos ossos seguidos pelo Pico. A dor eventualmente diminuiu. Nos termos médicos normais, isso seria considerado um tumor cerebral, mas do ponto de vista da Desobstrução Energética Avançada, é a coleta de células gliais (células reparatórias do cérebro que curam o interruptor) em torno do interruptor cerebral que absorve grandes quantidades de água durante o Estágio de Reparação). Quando o Pico ocorre, essa água é expelida por contrações no cérebro, semelhantes a alguém tentando espremer suco de uma laranja com casca.

Os sintomas são dores de cabeça severas, enxaquecas e, às vezes, convulsões. Às vezes, o inchaço do cérebro pressiona-se contra a parte posterior dos globos oculares, e as pessoas veem luzes piscantes com a dor, em uma região separada do cérebro. Ou vivenciam a sensação de um globo ocular ser quase expelido para fora de sua cavidade ocular. Se deixar seguir seu curso natural, a quantidade de água pode diminuir, em cujo caso o globo ocular volta ao normal. Minha cliente teve seu globo ocular direito expelido em algum grau; no entanto, isso regrediu muito rapidamente.

Infertilidade

Outra cliente tinha sangramento excessivo e cólicas menstruais horríveis, bem como infertilidade não explicada. Sua tomografia computadorizada do cérebro indicou que havia um problema em seus ovários em virtude de um IDIS – ela havia sofrido um aborto espontâneo e isso fizera com que sentisse profundamente a perda da criança, que coincidiu com o início de seus problemas menstruais. Depois de resolver o IDIS, ela concebeu e deu à luz um menino lindo.

Síndrome do intestino irritável

Este cliente demonstrava sintomas de síndrome do intestino irritável, mas em uma avaliação mais profunda desta tomografia computadorizada havia anéis claros, que eram rompidos em locais com alguns pontos brancos dentro dos anéis. Isso significava que ele estava repetindo o problema diversas e diversas vezes (ver também a página 111). Os sintomas que o cliente vivenciava eram constipação e, depois, diarreia; no entanto, em casos extremos, isso pode fazer com que problemas mais sérios se desenvolvam – por exemplo, doença de Crohn.

Câncer de mama com linfonodos negativos

A medicina não aponta que há dois tipos de câncer de mama e eles têm origem em duas camadas embriológicas separadas, mas 27% dos cânceres de mama são cerebelo glandular (cérebro médio – mesoderme), enquanto 73% são no duto, que aparece no córtex cerebral (cérebro externo – ectoderme). No entanto, uma tomografia computadorizada do cérebro de uma mulher no Estágio de Estresse do câncer de mama com linfonodos negativos mostra um anel muito claro no local das glândulas do câncer de mama. Esse tipo de câncer se deve à preocupação intensa ou uma briga com um filho ou filha.

A ligação corpo-cérebro

Embora não sejam necessárias pesquisas mais aprofundadas nessa área para ter certeza absoluta que temos esse modelo como certo, há uma enorme quantidade de evidências que comprovam haver uma ligação incrível entre o cérebro e o corpo. Isso significa que ler uma tomografia computadorizada pode fornecer uma história relativamente precisa de uma doença e, consequentemente, traumas que um cliente vivenciou, bem como é possível destacar os problemas constantes que um cliente está vivenciando.

Em minha experiência ao ler tomografias computadorizadas do cérebro, descobri que isso é tanto uma arte quanto uma ciência. A interpretação de determinados círculos pode variar de um leitor para outro. Ela tem falhas e, como uma ferramenta de pesquisa energética, não é perfeita. Por outro lado, nem as ferramentas de diagnóstico modernas são perfeitas. O volume de diagnósticos errados não reduziu, apesar do número de excelentes equipamentos de imagem disponíveis atualmente para a medicina moderna.

No capítulo a seguir, investigaremos a extremamente controversa área dos micróbios: como fungos, bactérias e vírus que fazem parte do processo da doença estão trabalhando na simbiose com nossos corpos para auxiliar nossa cura.

Capítulo 9

Bactérias, Vírus e Fungos – Assassinos Perversos ou Curadores Benevolentes?

"No século XIX os homens perderam o medo de Deus e adquiriram medo dos micróbios."
– *Anônimo*

Quando cresci, nos anos 1960, havia uma epidemia de "limpeza". Todo mundo se ocupava desinfetando tudo, assustado com a crença de que um vírus ou uma bactéria mortal pudessem entrar em suas casas e destruir suas vidas. Era um medo maciço que continua a ser alimentado por executivos da publicidade e pela mídia, que incansavelmente apresentam as consequências de não limpar tudo em nossa casa, em especial as bancadas das cozinhas e os banheiros. Esterilidade completa é a mensagem.

Então, o que as pessoas faziam antes da existência de produtos antibacterianos? Elas eram afligidas pelo resfriado comum? A diarreia era uma queixa comum? As pessoas sofriam horrivelmente e tinham mortes terríveis ocasionadas por insetos e vírus assassinos que eram apontados como criminosos e vilões da nossa compreensão moderna acerca das doenças? As vacinas e as invenções médicas modernas são *totalmente* responsáveis por nossa boa saúde?

Talvez não sejamos tão saudáveis quanto somos levados a acreditar porque todos esses problemas continuam a nos importunar, apesar da introdução de novas vacinas, e produtos antifúngicos, antibacterianos e antivírus. Atualmente, produtos de limpeza são bombeados em nossas salas de estar por especialistas em marketing que nos convencem dos perigos dos "germes nojentos e maldosos" que podem nos matar. Porém, ao mesmo tempo, os mesmos especialistas nos falam sobre os benefícios das culturas probióticas, as quais são até adicionadas a nossos alimentos.

Somos levados a crer que todas as bactérias a insetos são prejudiciais, portanto, inseri-los em nosso corpo propositalmente parece errado. Isso significa que devemos acrescentar um produto desinfetante de marca a nosso iogurte preferido como uma maneira de limpar 99,9% das bactérias dos nossos intestinos? A mídia e as empresas de marketing enlouqueceram? Ou somos loucos por acreditar no que eles falam sem, de fato, compreender o motivo dos micróbios?

Os micróbios desempenham função importante em nossa cura

Muitos anos atrás, realizei um treinamento em Munique ministrado por um médico que explicou como vírus, bactérias, fungos e micróbios desempenham uma função importante em nossa cura. Ele descreveu como os micróbios apenas agem em camadas específicas de nosso cérebro. Bactérias e fungos antigos agem no tronco cerebral. Variedades novas atuam no cerebelo. As bactérias evolucionárias novas trabalham em simbiose com a medula cerebral (a substância branca), enquanto vírus atuam no córtex.

Na ocasião, pensei que ele estivesse louco, porque em meu cérebro percorria meu sistema de crença de que "fungos, vírus e bactérias são assassinos". Afinal de contas, aprendemos que a diarreia é um "bicho" que você contrai por meio da falta de higiene na manipulação dos alimentos. Infecções por fungos se desenvolvem em condições úmidas e quentes – o chão do vestiário da piscina ou nossos tênis de academia – e podem ser transmitidas para outras pessoas. Os antibióticos são os heróis, já que eliminam as infecções bacterianas que ameaçam nossa saúde, não é?

Sempre cético, comecei a explorar este assunto e descobri que muitas das coisas que esse médico tinha dito eram verdade, mas como? Como esses vírus, bactérias e fungos agem? Como eles nos ajudam como ajudantes biológicos? Eles poderiam realmente fazer algo importante para nós? Nós deveríamos repensar toda a descoberta inovadora de Louis Pasteur, quando ele surgiu com nossa teoria moderna dos "germes" das doenças? Deveríamos descartar a descoberta de Edward Jenner de que ter uma doença menor, como a varíola bovina, poderia proteger a pessoa de ter algo tão ameaçador como a varíola?

Eu menciono essas questões porque, nos ensinamentos da Desobstrução Energética Avançada, os micróbios estão lá por um motivo positivo; eles desempenham uma função importante em nossa cura. No entanto, as pesquisas demonstraram que nem todos os tipos de micróbios agirão bem em todas as pessoas. Alguns deles desempenharão a função à qual foram destinados – corrigir o dano depois do Estágio de Estresse – enquanto outros parecem ter um efeito de intoxicação, mutilação ou desativação de uma pessoa, como os micróbios do botulismo, da poliomielite e da meningite.

TENDÃO DO CALCÂNEO – MICRÓBIOS EM AÇÃO

Adam, um amigo e treinador de PNL, veio me ver. Ele se queixava de uma pequena inflamação na perna esquerda, logo acima do tornozelo que não curava. Ele acreditava que a dor se devia a uma operação no tendão do calcâneo, que rompera pela segunda vez em um ano, a primeira vez enquanto jogava squash, e a segunda, quando nadava.

Eu fiz a ele várias perguntas sobre o problema e soube que haviam dois. Um tinha relação com o rompimento do tendão, e o outro, com a cicatrização da pele no ferimento aberto. Verificou-se, no entanto, que ao retornar da viagem que realizou pelo mundo durante um ano, ele se sentiu deprimido, como se a vida tivesse acabado. Sentia-se incapaz de se relacionar com os amigos e a família, visto que não compartilhava suas experiências.

Esse tipo de problema afeta o tendão do calcâneo causando necrose no Estágio de Estresse, e, em seguida, nos Estágios de Reparação e Reconstrução; o problema ocorre do mesmo modo na natureza. Um animal passa por um trauma de "a vida acabou" e o tendão se enfraquece cada vez mais até que, finalmente, estala, de modo que o animal não consegue fugir do perigo iminente e se torna a presa de qualquer predador.

Consequentemente, em uma ironia horrível, a programação biológica está concluída.

Lidamos com a questão "a vida acabou" e eliminamos as emoções relacionadas àquela decisão e, imediatamente, vi seu ânimo mudar. Isso era ótimo, mas o problema verdadeiro era o buraco em sua perna e o risco de infecção, que diversas doses de antibióticos não conseguiram tratar.

Analisando o ferimento, era óbvio que a camada superior da pele estava tentando cicatrizar, mas uma área de cerca de três a quatro milímetros ainda estava exposta e era possível ver carne rosada sob ela. Essa região é a derme, a camada espessa semelhante a couro que nos protege de perfurações. O trauma que faz com que essa camada reaja é um sentimento de deformação ou ataque. Olhei para Adam e perguntei se ele havia tido sentimento de deformação em relação àquela parte de seu corpo desde a cirurgia. Ela então relatou como lembrava de se recuperar da anestesia depois da segunda cirurgia e olhar para o pé enfaixado, que estava suspenso, e pensar: "Este não é meu tornozelo!". Sua voz era cheia de aversão e horror ao que estava dizendo. Ele limpou o trauma e a decisão e deixou por isso mesmo.

Um mês depois, ele me ligou e me contou animadamente que o ferimento estava curado e que nova pele se formava em torno do buraco antigo. Dois meses depois, ele ligou novamente para me contar que havia se recuperado totalmente e me agradecer.

Aqui estão alguns fatos interessantes sobre você enquanto ser humano, descobertos pelo químico Udo Pollmer. Quando você é adulto tem 50 trilhões de outras células que são bactérias, fungos e parasitas, basicamente não humanas.[78] Cerca de 85% deles estão em seu intestino; há centenas de diferentes tipos de bactérias dentro de você. A pergunta é: por quê? O que elas estão fazendo lá? Atualmente, acredita-se que essas bactérias desmembram nossos alimentos, de modo que consigamos digerir com mais eficiência. Como mencionei anteriormente, a mais nova moda

---

78. HUMPHRIES, C. The Deep Symbiosis Between Bacteria and their Human Hosts is Forcing Scientists to Ask: Are We Organisms or Living Eco Systems? *Seed*, 2009. Disponível em: <http://seedmagazine.com/content/article/the_body_politic/P2/>. Acesso em: 26 mar. 2013.

no marketing de alimentos são os probióticos. Sem dúvida, a saúde do intestino desempenha uma função importante em nossas vidas, como explica essa citação interessante extraída de *The Second Brain*, de autoria do dr. Michael D. Gershon:

> *"A neurogastroenterologia começa quando os primeiros investigadores determinaram que realmente existe um segundo cérebro no intestino. A descoberta original que determinou sua existência foi a demonstração de que o intestino contém células nervosas que podem "ir sozinhas". Ou seja, elas conseguem operar o órgão sem instruções do cérebro ou da medula espinhal".* [79]

É por isso que incluí na Desobstrução Energética Avançada o intestino na limpeza da energia retida, pois reconheci que micróbios são ajudantes biológicos, que auxiliam na reconstrução de camadas específicas de nossos órgãos, uma vez que o corpo entrou no Estágio de Reparação. Portanto, eles não estão ativos no sistema até que entremos na Reversão do IDIS.

Cada um dos micróbios está presente em um modo ordenado. Os fungos e os tipos antigos de bactérias, em termos evolutivos, trabalham em conjunto com o tronco cerebral (os órgãos do tronco cerebral são, em sua maioria, relacionados com a digestão). Cândida, fungos e a bactéria da tuberculose decompõem qualquer crescimento excessivo. Dessa forma, pode não ser surpreendente saber que as pessoas que sofrem de síndrome do intestino irritável geralmente possuem grande quantidade de cândida em seus intestinos, enquanto pessoas que têm tumores nos intestinos começam a expelir sangue assim que o tumor é consumido pelas antigas bactérias do intestino.

Em seguida, há as bactérias do cerebelo (os órgãos de proteção). Novamente, as bactérias da tuberculose são encontradas aqui, da mesma forma que os fungos – por exemplo, no pé de atleta. Tumores nas glândulas mamárias também contêm a bactéria da tuberculose.

Nos órgãos da medula cerebral (músculos, ossos, tendões e cartilagem), as principais bactérias são *staphylococcus*, que reconstituem os ossos ao preencher as lacunas depois da osteoporose. Elas fazem isso ao reconstituir o calo (granulando o calo para formar tecido). Bactérias semelhantes também estão presentes nos testículos e ovários quando estão sendo reconstituídos.

---

79. GERSHON, M. *The Second Brain* (Harper Perennial, 1999).

Os vírus estão presentes no córtex (a membrana mucosa e superfícies de nosso corpo). Os vírus agem na reconstituição do tecido depois da necrose e ulceração, e são geralmente acompanhados por febre e/ou inflamação.

Como esses micróbios atuam? Imagina-se que o cérebro diga ao corpo para começar a produzir os micróbios assim que o Estágio de Estresse é iniciado. Isso significa que esses micróbios devem ser visíveis no sistema sanguíneo quase de imediato. De modo interessante, ao utilizar microscopia de campo escuro, eles podem ser vistos, mas não estão ativos. Também se acredita que as próprias células sanguíneas produzem bactérias; mais uma vez, esse fenômeno pode ser visto por meio da microscopia de campo escuro (a análise sanguínea em microscopia de campo escuro é controversa e banida nos Estados Unidos, porém utiliza um tipo específico de microscópio para analisar o sangue vivo e, como a história a seguir ilustra, pode ser útil para compreender os micróbios em ação. Veja fotos em <www.whyamisick.com>).

Outra informação notável é que, durante o Estágio de Estresse, o corpo está ácido. Nos Estágios de Reparação e Reconstrução o corpo está alcalino. Além disso, parece haver cerca de 400 doenças frias (Estágio de Estresse) e mais 400 enfermidades quentes (Estágios de Reparação e Reconstrução). Nas doenças frias, há fungos, bactérias e vírus presentes, porém não há febre, e elas parecem ser inativas. No entanto, todas as enfermidades quentes possuem fungos, bactérias ou infecções virais.

INFECÇÃO, ANTIBIÓTICOS E HOMEOPATIA

Meu sangue foi analisado por meio da microscopia de campo escuro quando eu estava na Austrália, em 2009. Tudo estava em ordem, mas o médico notou alguma atividade que indicava uma infecção bacteriana que poderia ocorrer.

O fascinante foi que essa infecção não ocorreu na Austrália, mas surgiu assim que subi no avião para ir aos Estados Unidos, partindo da Nova Zelândia. Eu estava muito estressado na Austrália, tendo trabalhado durante sete dias sem parar, seguidos de um dia de folga na Nova Zelândia. Na data do voo para Los Angeles, percebi que meu pé coçava muito e, quando subi no avião, estava muito inchado. Veja fotos em <www.whyamisick.com>.

Quando cheguei a Los Angeles, consultei-me com um médico no pronto-socorro e ele me disse que eu tinha uma infecção grave no pé direito, que estava se espalhando pela minha perna. Ele fez uma marcação em minha perna e me falou para observar (se você deseja ver as imagens, visite <www.whyamisick.com>). Ele prescreveu antibióticos e disse que poderia ser doença de Lyme (uma infecção contraída pela mordida de um carrapato que tinha sido encontrado pela primeira vez em uma cidade do Estado de Wisconsin, Estados Unidos). O diagnóstico médico não me surpreendeu, porque me lembrei de ter sido mordido enquanto caminhava por algum bosque no Reino Unido, pouco antes de embarcar para a Austrália. No entanto, também tinha ficado muito estressado com a perspectiva da viagem, porque estava inseguro quanto a conseguir treinar com esse material na Austrália e se a viagem cara seria válida. A viagem foi um sucesso e relaxei completamente no momento em que cheguei à Nova Zelândia. Consequentemente, o Estágio de Estresse foi seguido pelo de Reparação.

Além dos antibióticos, tomei uma dose de probióticos para auxiliar minha flora intestinal. Assim que a infecção desapareceu e o inchaço diminuiu, parei com os antibióticos, mas continuei com os probióticos.

Contudo, muitos anos depois, minha perna inchou novamente no mesmo local. Desta vez, eu não tinha sido picado e, em vez de antibióticos, utilizei homeopatia e própolis de abelha, um antibiótico natural produzido com o pólen da abelha. Em menos de três dias o inchaço e a infecção desapareceram por completo. Agora, minha crença é de que antibióticos prescritos apenas agravam o problema, não permitindo, assim, que o corpo conclua seu ciclo natural de cura. Essa é uma postulação comum na homeopatia.

Ao contar essa história sobre minha perna, espero mostrar a você que as bactérias estão se formando em nosso sangue *antes* que qualquer infecção apareça, bem como a importância de trabalhar com os micróbios, e não contra eles. O uso excessivo de antibióticos nos últimos 30 anos comprovou esse fator também. Atualmente, tornou-se tão problemático que estão dizendo aos médicos para não prescreverem antibióticos da mesma maneira que o fizeram anos atrás. Isso ocorre porque as bactérias estão se tornando resistentes a eles e estão mudando. Um exemplo disto é a bactéria *Staphylococcus aureus* resistente à meticilina, que era apenas encontrada em hospitais, mas uma forma mais nova dela está surgindo na comunidade.

Bactérias em nosso sistema

O fato é que vivemos em simbiose com trilhões de bactérias e outros micróbios, e 85% das bactérias vivem em nossos intestinos, as quais representam cerca de um a dois quilos de nossa flora intestinal. Se tivermos um problema que afeta nosso intestino, a bactéria antiga realiza o trabalho de limpeza ao eliminar o excesso de células que foi criado no Estágio de Estresse. Os vírus e algumas bactérias presentes em nosso sistema reconstituem as células que foram utilizadas depois do Estágio de Estresse (consultar também as páginas 85 e 150-151 para ver os seis estágios e as camadas embrionárias).

Se o corpo não possuir fungos, bactérias ou vírus para realizar sua tarefa de limpeza, ele utilizará os micróbios disponíveis no ambiente local para concluir sua cura, como demonstra a história a seguir.

INFECÇÃO INTESTINAL – INCAPACIDADE DE DIGERIR

Quando minha esposa e eu estivemos no Egito com um grupo de amigos, no meio da semana todos nós ficamos doentes por causa do mesmo problema ao mesmo tempo. Alguns dias antes, visitamos um restaurante em que significativamente gastamos mais, o que nos deixou com raiva e desapontados, o que pode ser considerado um IDIS menor. Dois dias depois, fizemos uma refeição maravilhosa em um restaurante diferente – a Reversão do IDIS. No dia seguinte, todos nós tivemos o mesmo mal-estar – o Pico.

Como experiência, alguns de nossos amigos tomaram uma dose de antibióticos, tomei uma, e minha esposa, não. Minha esposa sofreu marginalmente com mais dores do que o restante de nós, mas todos melhoramos ao mesmo tempo.

Minha conclusão é que o corpo utiliza a bactéria do ambiente para concluir os Estágios de Reparação e Reconstrução.

> *Tomar os antibióticos ajudou, em certo grau, a aliviar os sintomas, mas o problema como um todo desapareceria – como aconteceu – se tivesse sido deixado de lado.*
>
> *Se a mesma coisa tivesse acontecido em nossos países de origem (e estivéssemos chateados por termos pago mais), o corpo então teria utilizado a bactéria local; e, provavelmente, resultado em movimentos soltos do intestino, sem muitos efeitos de doença. No entanto, em nosso caso, estávamos desacostumados com o ambiente do Egito, e o corpo utilizou um tipo de bactéria que era, literalmente, "estrangeiro" para nós, o que causou a diarreia excessiva.*

O que o corpo está fazendo é formar uma reserva de bactérias no sangue durante o Estágio de Estresse, e então, durante os Estágios de Reparação e Reconstrução, os micróbios ficam ativos e fazem seu trabalho. Essas são situações nas quais as bactérias não estão presentes em nosso sistema, e se isso acontece, o corpo encapsula o problema. Isso apenas ocorre em problemas no tronco cerebral e no cerebelo. Nós vemos, literalmente, tecido fino ao redor do crescimento excessivo. Em problemas na medula espinhal ou no córtex, ele não repara e reconstitui o tecido utilizado que foi necrosado; consequentemente, deixa o corpo com cicatrizes e mais fraco.

TUMOR NO PULMÃO – MEDO DE MORTE NA INFÂNCIA

> *Trabalhei com uma pessoa em Santa Lúcia que foi diagnosticada com um tumor grande no pulmão esquerdo durante uma tomografia computadorizada de rotina. Eu a questionei longamente, e ela não tinha sentido medo recente de questões relacionadas à morte. No entanto, quando ela tinha 18 anos, temia por sua vida; explicou que a mãe dela era alcoólatra e havia tentado matá-lo.*
>
> *Uma vez que estava morando no paraíso (suas palavras quando se referia a Santa Lúcia), muito bem casado, sem problemas de qualquer tipo, muito dinheiro e uma vida maravilhosa, expliquei que o tumor era o resultado do trauma de quando tinha 18 anos e provavelmente ficou encapsulado e era benigno (inativo). Como resultado, meu cliente se recusou a se*

submeter a cirurgia e a biopsia, quando expliquei para ele que qualquer procedimento perfuraria a membrana fina do tumor e poderia fazer com que as células se multiplicassem novamente.

Quando falei com ele recentemente, ele me disse estar grato por sua decisão, e realiza tomografias regulares e monitora os sintomas, mas três anos depois o tumor permanece inalterado.

Ele me perguntou o que aconteceria se contraísse a bactéria da tuberculose, que consumiria esse tipo de tumor. Expliquei que, pelo fato de o crescimento do tumor ter completado seu processo, a bactéria da tuberculose não o removeria. A bactéria pode ser mais ameaçadora do que veneno de cobra ou estriquinina, mas a maioria é, de fato, benéfica. Ironicamente, muitas são utilizadas na produção de antibióticos, assim como as enzimas nos detergentes, para a lixiviação de metais de baixo grau, na produção de alimentos, para produzir certas vitaminas, como a vitamina C (embora essas bactérias tenham sido geneticamente modificadas), e para a conversão do açúcar do leite (lactose) em ácido lático. O vinagre é produzido por meio da ação bacteriana. As bactérias são até utilizadas na produção de cacau e café.

As pessoas têm pelo menos 10 mil vezes mais bactérias dentro de si do que o número de habitantes da Terra. Cada adulto humano possui 1.500 micróbios diferentes, dos quais apenas cerca de cem são potencialmente perigosos. Em 1980, o Comitê Internacional de Bacteriologia Sistemática concordou em reduzir o número aceito de espécies nomeadas como bactérias de 30 mil para 2.500 espécies. Contudo, sem esses organismos, a vida deixaria de existir.

Micróbios e camadas cerebrais

Cada camada cerebral evoluiu por milhões de anos, começando pelo tronco cerebral, depois, o cerebelo, a medula cerebral e finalizando com o córtex. Assim como nossos cérebros e camadas embrionárias evoluíram, a simbiose de cada camada também. É válido destacar que, enquanto a maioria das bactérias funciona em feliz simbiose com nossos corpos, algumas produzem resíduos que são tóxicos ao sistema, por exemplo, alguns tipos de listeria. Além disso, se as bactérias são privadas de oxigênio, produzem toxinas que são prejudiciais nos Estágios de Reparação e Reconstituição.

A seguir, listei cada região do cérebro e acrescentei os micróbios comuns que realizam seu trabalho nos Estágios de Reparação e Reconstituição. Você verá que há uma sobreposição entre as camadas; por exemplo, no tronco cerebral e no cerebelo, entre o cerebelo e a medula espinhal, e na medula espinhal e o córtex.

Tronco cerebral

Os micróbios mais antigos são orientados pelo tronco cerebral. Considerados a "equipe de destruição", eles decompõem problemas formados no Estágio de Estresse (por exemplo, cólon, pulmões, rins ou fígado). Esse processo de cura ocorre apenas nos Estágios de Reparação e Reconstrução e, em geral, é acompanhado por febre e suores noturnos. Se nenhuma micobactéria estiver disponível nesse momento, o tumor é então encapsulado em cicatrizes e permanece sem aumentar mais as células (no câncer, isso é diagnosticado como tumor benigno). As micobactérias começam a se multiplicar a partir do momento do IDIS até a sua reversão, no mesmo ritmo que o crescimento excessivo de células. Durante o Estágio de Reparação, as bactérias decompõem o crescimento excessivo de células, e esse restante é removido por meio de glândulas sudoríparas, urina, fezes, etc. Os sintomas são suor quente e odor ruim vindo dos poros e da respiração. Também pode haver sangramento ou formação de abcessos – já que a bactéria consome a massa em conflito.[80] Exemplos comuns de fungos e bactérias utilizados nos órgãos orientados pelo tronco cerebral incluem:

- Bacilo de Koch – afeta os pulmões e está presente nos intestinos;
- *Mycobacterium avium-intracellulare* – afeta as veias pulmonares e os pulmões;
- *Mycobacterium scrofulaceum* – afetam o cérvix;
- Histoplasmose – afeta os pulmões;
- *Cryptococcus* – infecções fúngicas;
- Sarcoidose – semelhante ao bacilo de Koch;
- *Syphilis spirochetes* – afeta os genitais;
- Cândida – em sua maioria, encontrada no intestino;
- *Listeria monocytogenes* – meningite em recém-nascidos;
- Estreptococo – afeta a faringe (por exemplo, faringite estreptocócica).

---

80. GUINÉE, R. *Les Maladies Mémoires de l'Evolution* (Amyris, 2005).

Cerebelo

As bactérias orientadas pelo cerebelo são consideradas "trabalhadores da limpeza", pois ajudam nas questões de decomposição, como acne ou tumores, melanoma ou tumores nas glândulas mamárias, bem como auxiliam na limpeza dos resíduos. Essas bactérias desempenham uma função importante no auxílio à reconstituição de tecidos ao formar abcessos e preenchendo-os com tecido cicatricial. Exemplos comuns de fungos e bactérias utilizados nos órgãos orientados pelo cerebelo incluem:

- Pé de atleta – as espécies mais comuns são *Microspore*, *Epidermophyton* e *Trichophyton;* representam 90% de todas as infecções cutâneas por fungos, comumente referidas como micoses;
- Tuberculose – geralmente encontrada em problemas no peritônio, pericárdio e na pleura, bem como no câncer nas glândulas mamárias;
- *Listeria monocytogenes* – meningite, em especial em recém-nascidos, septecemia e encefalite;
- Endotoxinas – incluem bacilos, listeria, estafilococos, estrepitococos, enterococos e costridio, que causam doenças com bactérias em formato de bacilo, incluindo tuberculose, coqueluche, tétano, febre tifoide, difteria, salmonela, disenteria bacteriana, doença do legionário e botulismo.

Medula espinhal

Do ponto de vista evolutivo, estas bactérias são os segundos micróbios mais jovens. Bactérias orientadas pela medula espinhal (por exemplo, estafilococo) participam do processo de preencher as lacunas nos ossos causadas por uma fusão de células *callus*, e desempenham função importante na reconstrução dos ossos com a granulação do tecido de formação. A bactéria também se apresentará na reconstituição da perda celular (necrose) de tecidos dos ovários e dos testículos. As bactérias que atuam com a medula cerebral são mais evoluídas; elas formam cadeias ou grupos para realizar seu trabalho de reparação. Exemplos comuns de bactérias utilizadas nos órgãos orientados pela medula espinhal são:

- *Staphylococcus aureus* (a mais comum), bem como *Staphylococcus aureus* resistente à meticilina – afetam o sangue;
- Tétano – provoca a doença de mesmo nome.

❋ Cocos – doenças incluem pneumonia, tonsilite, doença cardíaca bacteriana, meningite, septicemia (infecção do sangue) e diversas doenças cutâneas. Cocos são células redondas/esféricas; elas podem ser esferas verdadeiras, por exemplo, estafilococos; em formato de capacete, por exemplo, pneumococo; ou em formato de rim, por exemplo, neisseria. Os cocos podem aparecer sozinhos, em pares ou em grupos. Em pares, são chamados diplococos; em três, tríade, etc. Outros tipos de grupos incluem: quartetos, chamados tetracocos; cadeias chamadas estrepitococos; cubos de oito chamados Sarcina, e aglomerados irregulares chamados estafilococos – causam pneumonia, tonsilite, doença cardíaca bacteriana, meningite, septicemia (infecção do sangue) e diversas doenças cutâneas.

Córtex cerebral

De um ponto de vista evolucionário, os vírus são os micróbios mais jovens. Encontrados em órgãos da ectoderme, como a epiderme da pele, brônquios, nariz, dutos biliares intra-hepáticos e cérvix, são orientados pelo córtex cerebral. Vírus fazem parte da "reconstrução" do Estágio de Reparação; eles ajudam a reabastecer o tecido perdido durante o processo de ulceração anterior. Os vírus começam a se dividir e multiplicar apenas depois da Reversão da IDIS. O Estágio de Reparação que envolve vírus pode ser intenso e, em geral, acompanhado de febre ou inflamação. Exemplos comuns de vírus utilizados nos órgãos orientados pelo córtex são:

❋ Papilomavírus humano (HPV) – em geral, encontrado no cérvix e na cabeça do pênis;
❋ Pneumonia – pulmões;
❋ Hepatite – fígado e vesícula biliar;
❋ Herpes – genitais, lábios e camada externa da pele;
❋ Gripe – brônquios e laringe;
❋ Epstein-Barr – fadiga crônica;
❋ *Helicobacter pylori* – estômago e células epiteliais.

Esses vírus também estão presentes em doenças como câncer cervical, esclerose múltipla, fadiga crônica, resfriado comum, gastroenterite, herpes labial, varíola e sarampo.

Epidemias: por que elas ocorrem?

Frequentemente, quando estou ensinando Desobstrução Energética Avançada, a seguinte pergunta surge; por que tantas pessoas são afetadas ao mesmo tempo pela mesma infecção? Nesta situação, a consciência coletiva é afetada e quando esse grupo inteiro resolve o problema (Reversão do IDIS), todos ficam doentes.

Por exemplo, antes, durante e depois da Primeira e da Segunda Guerras Mundiais, houve um aumento sólido da tuberculose. O que é perceptível, no entanto, é que o crescimento no número de pessoas que sofrem de tuberculose ocorreu lentamente desde a Primeira e a Segunda Guerras Mundiais, e desde então muitos hospitais se dedicaram a seu tratamento. Esses lugares atualmente estão fechados em todo o mundo. Portanto, isso ocorreu em virtude da imunização ou por causa de uma mudança da consciência de massa?

A tuberculose está em nossos sistemas há muito tempo. Vestígios foram até encontrados em múmias egípcias. Sabe-se que foi uma doença terminal durante séculos, mas desde meados do século XIX, sanatórios foram utilizados para tratar a tuberculose. Hermann Brehmer construiu o primeiro sanatório em Gordersdolf, Alemanha, onde o tratamento consistia em boa nutrição e exposição contínua ao ar fresco. Descobriu-se que os pacientes se recuperaram do que se pensara, na época, ser uma doença terminal.

O fato estranho em relação à tuberculose é que se desconhece que a bactéria (*mycobacterium tuberculosis*) esteja no sistema de muitas pessoas. Apenas porque uma pessoa pode ter a bactéria não significa necessariamente que ela se sinta doente, e do ponto de vista da Desobstrução Energética Avançada, é apenas quando a bactéria está ativa nos Estágios de Reparação e Reconstrução, que se chama a doença de tuberculose.

Na Desobstrução Energética Avançada, a tuberculose repara e reconstitui os alvéolos pulmonares. O interruptor para essas células está presente no tronco cerebral. O trauma conflituoso é medo da morte. Obviamente, com duas guerras mundiais e a ameaça constante da morte, podemos ver esse tipo de ameaça como muito real. Muitos soldados foram diagnosticados com tuberculose nessas guerras, e, em geral, quartéis inteiros em campos de prisioneiros se dedicaram ao tratamento desta doença; provavelmente pelo fato de o estresse pelo qual passaram e o medo da morte diminuírem quando eles eram capturados, eles entravam nos Estágios de Reparação e Reconstrução.

A vacina BCG, batizada assim por causa dos dois cientistas que a descobriram na França, no término dos anos 1920, ainda é a única contra a tuberculose. No entanto, essa não é a história completa, então, antes de me aprofundar no uso desta vacina em nossa sociedade, quero mencionar que a tuberculose é muito difícil de remover do sistema, uma vez que estiver lá. Ela não é uma bactéria rara – um terço da população mundial a tem.[81]

A fim de eliminar a tuberculose de uma pessoa, um regime intensivo de medicamentos deve ser administrado. É difundido que muitas pessoas com tuberculose latente dificilmente desenvolvem a doença atualmente.[82] A quimioterapia foi considerada um tratamento após o aumento sólido da tuberculose depois da Segunda Guerra Mundial, mas o uso disseminado da vacina BCG surgiu para erradicar a doença. Consequentemente, a vacinação é anunciada como o motivo para o desaparecimento da tuberculose, mas isto está longe de ser a história verdadeira.

O propósito da tuberculose

Como mencionei, a tuberculose é ocasionada pelo trauma de possível invasão ou uma ameaça contra a vida de uma pessoa (medo da morte). Se isso for contínuo, a pessoa está sob muito estresse repetitivo. A doença funciona dessa maneira. Durante o Estágio de Estresse, há um aumento extra nos alvéolos (que são os sacos minúsculos dos pulmões que permitem a entrada do oxigênio em nosso sangue e a saída do dióxido de carbono). Isso permite que a pessoa consiga trazer mais oxigênio para o sistema. Uma pessoa com mais oxigênio é mais bem equipada para levar oxigênio aos músculos e, consequentemente, lutar com mais eficiência. Assim, superam o medo da morte.

Durante a formação de células extras, também observamos um aumento nas *mycobacterium tuberculosis*, que estão inativas no sangue. Uma vez que a ameaça do medo da morte tenha cessado, as células pulmonares excessivas que foram originalmente criadas não são mais necessárias e, portanto, o corpo precisa se livrar delas. O cérebro e o corpo dizem às bactérias para consumirem as agora desnecessárias células alveolares. Os sintomas associados a essa remoção são respiração ofegante por causa do fluxo de

---
81. WORLD HEALTH ORGANIZATION. Tuberculosis. *Fact Sheet N. 104*, 2013. Disponível em: <http://www.who.int/mediacentre/factsheets/fs104/en/>.
82. CENTER FOR DISEASE CONTROL AND PREVENTION. *Treatment for TB Disease*, 2013. Disponível em: <http://www.cdc.gov/tb/topic/basics/default.htm>. Acesso em: 26 mar. 2013.

ar restrito, febre e falta de energia, e, mais importante, tosse com sangue e muco oriundos das profundezas dos pulmões.

Essa eliminação de sangue pela tosse são, na verdade, os alvéolos excessivos digeridos pelas *mycobacterium tuberculosis* sendo expelidos. A maneira mais fácil de eliminar essas células desnecessárias do sistema é por meio da tosse. O corpo utiliza a maneira mais óbvia e fácil para eliminar as células indesejadas: por meio da boca. O problema é que é muito assustador, e quando as pessoas veem sangue em seu muco, pensam que estão morrendo (a mídia de massa explicando a sintomatologia e o índice de morte também faz com o que o ciclo de medo da morte se repita).

A Segunda Guerra Mundial foi ótimo exemplo disso. Quando a ameaça desapareceu, o afluxo de pessoas que sofrem de tuberculose aumentou. Uma vez dissipado o medo da morte, em conjunto com a introdução posterior de uma vacina e uma cura, os sistemas de crença das pessoas mudaram e a doença também se dissipou.

No entanto, a vacinação não foi o motivo para o declínio no número de mortes em virtude da tuberculose, porque isso estava acontecendo antes da introdução da imunização em massa. De acordo com o *Commonwealth Year Book* nº 40, o retrato oficial das mortes por tuberculose é:

- 1921: 3.687.000
- 1931: 3.167.000
- 1941: 2.734.000
- 1951: 1.538.000
- 1961: 447.000

Portanto, embora a imunização em massa com BCG apenas tenha começado depois da Segunda Guerra Mundial, em 1945-1948, o declínio já tinha ocorrido antes.

Mudanças na dieta e padrões de higiene como resultado da compreensão de quão ativa a bactéria entra no sistema realmente reduziram o índice de mortes. Isso, em conjunto com a eliminação da causa – o medo da morte durante as guerras mundiais –, indicam que é improvável que a redução da tuberculose tenha ocorrido em virtude da vacinação em massa.

Para provar esse fato, houve recentemente um aumento em casos de tuberculose nos Estados Unidos, que foram atribuídos a pessoas que vinham de regiões infectadas e aspiraram a bactéria no ar sobre as outras pessoas. Porém, isso não faz sentido, uma vez que as pessoas viajam para os Estados Unidos vindo de regiões infectadas nos últimos 50 anos ou mais. Do ponto de vista da Desobstrução Energética Avançada, no entanto, um motivo mais provável é que o aumento se dá em virtude da consequência do atentado de 11 de setembro, já que muitas pessoas dos Estados Unidos estão vivendo atualmente em contínuo estado de medo. Um terço da população mundial já possui *mycobacterium tuberculosis*, então é provável que o aumento seja em virtude do medo criado pelas ações da Al-Qaida, alimentadas pela sede de poder da máquina militar norte-americana e pela mídia.

Vivo no Canadá, próximo de Toronto, e a diferença nas atitudes políticas entre esses dois vizinhos é muito surpreendente. As pessoas não carregam armas no Canadá, portanto, suas atitudes à ameaça de um ataque são muito diferentes. Seu poder militar é mínimo em comparação com o dos Estados Unidos. A Al-Qaida não atacou o Canadá, e este não enviou tropas para a Segunda Guerra do Golfo.

Estatísticas de ambos os países em relação à tuberculose mostram que houve uma diferença depois dos ataques de 11 de setembro nos Estados Unidos. Ambos os países viram uma redução considerável na tuberculose. No Canadá, continuou a cair depois de 11 de setembro, mas houve uma pequena incidência nos Estados Unidos, como mencionado em um artigo sobre a tuberculose publicado pelo Gabinete de Comunicação Empresarial e Relações com a Mídia do Centro de Controle e Prevenção de Doenças.[83]

> *"Nos Estados Unidos, os últimos dados da segurança nacional mostram um declínio significativo, porém lento, nos casos de tuberculose."*

Também descobri que em 2004 o Centro de Controle e Prevenção de Doenças reportou o índice mais baixo de tuberculose já registrado (com registros remontando a 1953). Ele afirmou que os 3,3% de declínio entre 2003 e 2004 foi o menor em menos de uma década, em comparação com um declínio anual médio de 6,8%.

Isso se enquadra na teoria da Desobstrução Energética Avançada de que o declínio parou nos anos e 2003 e 2004 depois do aumento do

---

83. OFFICE OF ENTERPRISE COMMUNICATION MEDIA RELATIONS CDC; *Fact Sheet: Tuberculosis in the United States*, 2004. Disponível em: <www.cdc.gov/media/pressrel/fs050317.htm>. Acesso em: 17 mar. 2005.

estresse durante 2002, após os ataques de 11 de setembro de 2001 e a invasão do Iraque em 2002-2003. Lembre-se de que a tuberculose são os Estágios de Reparação e Reconstrução do conflito de medo da morte; dessa forma, haveria um atraso, e os Estados Unidos relataram a erradicação total da tuberculose antes desses acontecimentos.

Também é interessante que o Canadá não tenha aumento na incidência da tuberculose neste período. Um relatório sobre a tuberculose no Canadá até 2006 mostra que não há mudanças na taxa de declínio nos anos de 2001 a 2006 em todas as províncias.[84]

Doenças em grupos sociais menores

Em uma escala menor, em relação a epidemias, trabalhei com uma equipe de uma escola para adolescentes com grandes dificuldades de aprendizado no Reino Unido. Um dia, em 2005, o diretor disse que havia sido suspendo depois da acusação de furtar fundos da escola. Depois de um mês de investigação intensa, provou-se que ele era inocente, mas durante esse período o diretor suspenso e todos seus alunos, que realmente gostam dele e o respeitavam, enfrentaram o estresse da investigação.

Quando ele foi exonerado, voltou à escola e retomou seu trabalho; os alunos ficaram muito felizes com seu retorno. O interessante foi que, duas semanas depois, a maioria dos estudantes e dos funcionários, bem como o diretor, apresentaram um problema estomacal. O departamento de alimentação foi responsabilizado pelo surto, mas de uma perspectiva da Desobstrução Energética Avançada, esse foi o Pico de algumas informações que não poderiam ser digeridas. O surpreendente é que esses funcionários que provocaram toda a investigação não tiveram o problema estomacal. Ele me contou que esses não tinham de trabalhar dia e noite para fazer a escola voltar ao normal. Há a justiça natural, como um amigo meu me disse.

Este não é um incidente isolado, e também vi diversas pessoas em sessões de treinamento contraírem resfriado comum, exceto alguns indivíduos. A questão é: por que a maioria contrai o problema enquanto uma minoria pequena permanece saudável? Sem dúvida, esse vírus deveria atacar a todos. A única explicação parece estar em um sistema de crença em massa que afeta um grupo com sistemas de crença

---

84. ELLIS, E. *Tuberculosis in Canada Community Prevention and Control Public Health Agency Canada* – Ottawa. Disponível em: <www.phacaspc.gc.ca>.

semelhantes (pense no que ocorre quando grupos grandes de pessoas se reúnem para um jogo ou um show – há um campo que afeta todos em massa). Tenho certeza de que você vivenciou esse tipo de campo se já esteve envolvido com um grupo de pessoas e, inconscientemente, encontra-se envolvido em algo que normalmente não faria: por exemplo, danar ou assumindo um desafio no trabalho como um grupo.

Este é um fenômeno reconhecido e descrito como "campos mórficos"[85] por Rupert Sheldrake, bioquímico e escritor, em seu livro inovador *A Sensação de Estar Sendo Observado*. O que Sheldrake explica é que não somos máquinas mecânicas, e sim organismos vivos que possuem campos ao redor, muito parecidos com um ímã. Esses campos possuem uma espécie de memória embutida e podem explicar coisas como comportamento paranormal, que não é tão incomum como somos levados a acreditar. Esses campos também permitem que aves voem em formação perfeita, guiem a migração em massa de rebanhos, bem como nos permitem saber quando as pessoas estão pensando em nós, mesmo que estejam do outro lado do mundo. Ele acredita que "a própria mente e o que a mente pode fazer é quase território virgem".[86] Se você estiver interessado em aprender mais, Rupert Sheldrake escreveu uma quantidade de livros fascinantes sobre o assunto, e a obra brilhante de Lynne McTaggart, *O Campo*, também o aborda com grande detalhamento.

Por consequência, não é difícil ver como todo o país, um grupo grande ou até um pequeno grupo de pessoas (como uma família) se infectou com um micróbio ao mesmo tempo. O segredo é compreender que a doença está no Estágio de Reparação e Reconstrução do problema. Pode ter ocorrido um trauma comum no início que afetaria o grupo todo, e, em seguida, alimenta a psique do grupo, levando todos à reversão do IDIS simultaneamente.

Em conclusão, os micróbios realmente causam doenças ou é mais complexo do que somos levados a acreditar? Tenho plena consciência de que algumas bactérias podem fazer enfermidades sérias ocorrerem. No entanto, o que foi vendido pela mídia e pela medicina talvez precise ser repensado. De fato, precisamos repensar nossa abordagem em relação aos micróbios, já que podem ser encontrados no tratamento do

---

85. SHELDRAKE, R. *A Sense of Being Stared At* (Crown and Three Rivers Press, 2003).
86. GOODNOW, C. "Sixth Sense" May Be Biological, *Seattle Post-Intelligencer*, 2003. Disponível em: <http://www.sheldrake.org/Articles&Papers/articles/staring_interview_SeattlePI.html>.

câncer na bexiga, no qual descobriu-se que a imunização com a vacina BCG é mais bem-sucedida do que a quimioterapia.[87]

Portanto, a epidemia da limpeza teve um efeito em todos nós. Acredito que esse provavelmente foi o motivo pelo qual somos muito mais saudáveis do que antes da introdução da limpeza, em especial com o saneamento moderno e os esgotos subterrâneos, mas a crença de que esses micróbios são o motivo para a doença é mal interpretada. Não é tão simples quanto fomos levados a acreditar. Precisamos dos micróbios em nosso sistema para sobreviver.

No capítulo final, exploraremos o futuro da medicina e algumas das novas maneiras animadoras de dar assistência para que uma pessoa se cure.

---

87. URDANTA, G.; EDUARDO, S. *et al.* Intravesical Chemotherapy and BCG for the Treatment of Bladder Cancer: Evidence and Opinion, *European Urology Supplements*, 2008; 542-547. Disponível em: <http://eu-acme.org/europeanurology/upload_articles/Urdanate PDF.pdf>.

Conclusão

O Futuro da Medicina

"O médico do futuro não receitará remédios, mas despertará o interesse
de seus pacientes em relação ao cuidado da forma humana,
à dieta e à causa e prevenção de doenças."
– *Thomas Edison, inventor norte-americano*

Faz muito tempo que a ideia deste livro surgiu. Levou dois anos até que a primeira edição fosse escrita, e a edição revisada com suas atualizações posteriores levaram três anos. Naquela ocasião, havia muitas descobertas, e a mais importante foi transformar essa enorme quantidade de informações em algo que a pessoa pudesse compreender e acreditar.

Em *Por Que Estou Doente?*, acredito que isso finalmente foi alcançado. Temos uma estrutura e um processo da doença. Não é mais algo que as pessoas de repente adquirem de uma hora para outra, que as atingem enquanto caminham pela rua. A maioria das pessoas intuitivamente sabe que algo aconteceu para que a doença delas fosse ocasionada, mas o quê? A teoria do germe de Louis Pasteur é a base para como a medicina moderna trata muitas enfermidades. No entanto, a teoria de que germes provocam doenças e você precisa tomar antibióticos e adicionar alguns esteroides aqui e outras vezes a fim de melhorar precisa ser repensada.

A medicina nasceu desse modo de pensar e todos caíram nisso, pois funcionava para algumas doenças, e então presumiu-se que todas as enfermidades reagiriam da mesma maneira. Você saca um comprimido e melhora. Que filosofia incrível! A indústria farmacêutica abraçou isso 100% e despontou como um dos melhores negócios do mundo atualmente. Doenças estão lá para serem erradicadas, e temos uma droga que alguém, em algum lugar, irá comprar. Na verdade, funcionou tão bem que eles e os médicos conseguiram convencer os governos e a mídia a acreditarem em qualquer coisa que dissessem.

No entanto, descobrimos que as drogas não resolvem todos os males. Tumores cancerosos, desordens psicológicas, problemas cutâneos, intestinos irritados e síndromes estranhas, como a doença de Parkinson ou a esclerose múltipla, deveriam ter sido "curados" até o momento, utilizando a bala mágica de ingerir uma pílula. Todas as doenças deveriam ter sido erradicadas, ou pelo menos é o que temos sido levados a acreditar que é possível. Porém, não funcionou.

Ao contrário, temos uma indústria médica e farmacêutica sólida que cresceu tanto e de maneira tão complexa e presa em sua própria burocracia que perdeu seu rumo. Em vez de evoluir e fazer perguntas fundamentais e utilizar a ciência do modo que a engenharia o faz, continuou pensando da mesma maneira antiquada, refinando os mesmos protocolos e fazendo a mesma coisa, na esperança de que nenhum perceba que o que eles estão fazendo *não funciona*.

Se você desafiar a medicina ou a indústria farmacêutica com isto, não chegará a lugar algum; é uma loja fechada. É muito semelhante ao comunismo, que teoriza que "todos são iguais". Por um momento funcionou, em algumas culturas, mas o comunismo não evoluiu, já que as pessoas perceberam que havia mais a ser vivido do que a polícia secreta e lhe disserem como pensar e se comportar. Eventualmente, "o povo" derrubou o comunismo no Bloco Soviético, e algo semelhante está acontecendo também na China, já que o antigo sistema de crenças não evoluiu com "o povo". Se a medicina e as empresas farmacêuticas não prestarem atenção nesta mensagem, elas se virão na mesma posição, que, na minha opinião, seria desastroso, pois, para mudar a medicina, precisamos de infraestrutura, e não de crenças antiquadas.

A medicina de emergência continua a salvar muitas vidas, e muitas drogas, como antibióticos e esteroides, podem ser cruciais em alguns casos. Há muitas coisas que a medicina faz de maneira brilhante, como cirurgias reconstrutivas, a recuperação de ossos e o cuidado com bebês prematuros. Os médicos sabem muito, mas é o momento de sua informação ser atualizada em todo o mundo.

A doença é um processo

Precisamos pensar de maneira criativa e diferente, a fim de educar os médicos e mudar as crenças de que "a doença é um erro (do corpo)" e "germes causam doenças" para "a maioria das doenças ocorre em virtude de IDISs (ou acontecimentos traumáticos e estressantes)". O corpo tem uma ordem maravilhosa para como e por que criar uma doença. A mente e o corpo são conectados um com o outro, e o ambiente e o espírito representam uma parte sólida em como e quando reagimos a uma enfermidade. Fundamentalmente, uma doença não é algo que está em nosso caminho, como uma árvore que bloqueia a estrada, a qual devemos cortar, queimar ou remover para que consigamos ir adiante.

Exatamente como uma viagem de A para B, que tem um início, meio e fim, bem como o cenário no decorrer do caminho para que o assimilemos, a doença também é uma jornada com os seis estágios, e o ambiente desempenha sua função. Consequentemente, precisamos de uma abordagem diferente para resolver o problema da enfermidade. Precisamos seguir adiante, ter uma visão geral de toda a viagem e ver o quadro com um todo. Dessa forma podemos estabelecer rotas alternativas, uma maneira de equilibrar ou complementar nossa jornada.

Para onde estou indo é uma abordagem "integrativa" para lidar com as doenças. A Desobstrução Energética Avançada finalmente nos permite ter uma visão geral do processo de uma doença. Ela finalmente nos fornece um mapa para seguir, como minha amiga Karin Davidson (<howtotap.com>) me disse certo dia. Ela também proporciona um sistema organizado para ajudar as pessoas a se curarem que utiliza o coração, o cérebro, os órgãos e os intestinos. Podemos limpar impressões que fizeram o problema ocorrer, e então o corpo faz o restante e se cura. Explicarei mais sobre esse processo em meu próximo livro *How Can I Heal?*, mas, às vezes, é preciso ajuda para combinar as forças das medicinas alternativa, complementar e tradicional, já que todas têm seu lugar na jornada da cura. Nenhuma terapia sozinha é correta para todos; nenhuma intervenção isolada irá ajudar na cura de uma doença. Há momentos em que a medicina moderna trabalha de maneira brilhante, e outros em que são necessárias técnicas de limpeza emocional, como Técnicas de Liberdade Emocional (EFT) e Reimpressão da Matriz, medicina alternativa, como a homeopatia, e o brilhante sistema NES, métodos alternativos, como Reiki e mudanças nutricionais, e meu recente trabalho que se inclui na Desobstrução Energética Avançada. Todos eles acrescentam ao quadro geral de como podemos ajudar as pessoas a chegarem ao fim de sua jornada.

Muitos desses praticantes irão afirmar que seu método é o único caminho, mas quando analisamos a doença de cima, podemos ver como uma abordagem de terapias alternativas, complementares, energéticas e tradicionais são, realmente, a resposta.

Qual é o futuro da Desobstrução Energética Avançada?

O brilhante sistema NES integra homeopatia e acupuntura na forma de garrafa, chamada "infoceuticals" (remédios que possuem informações inclusas) para ajudar as pessoas a se curarem. Desenvolvido por Peter Fraser e Harry Massey, esse sistema utiliza um dispositivo de medição quântica para examinar o campo de nosso corpo. Ele consegue detectar desequilíbrios em nosso campo e, ao usar os infoceuticals, ele ajuda o corpo, por meio do coração, a reimprimir o campo com informações atualizadas para que melhore. O que Peter e Harry fizeram é espantoso, e os resultados que as pessoas estão obtendo com o sistema NES é incrível – e provas adicionais de que apenas alterar a bioquímica não promove a cura. Os remédios não possuem ingredientes ativos, embora nossa bioquímica se modifique quando são utilizados.

Peter e eu também desenvolvemos infoceuticals que trabalham em conjunto com as camadas cerebrais. Eles ajudam as pessoas ao levar à tona os momentos IDIS, em minutos, em vez da forma como ensinava, que às vezes demorava horas. Esses desbloqueadores emocionais ajudam o cérebro a abrir as causas emocionais do IDIS que estão ocultas. Fui bem-sucedido ao utilizar técnicas verbais de limpeza emocional desde 1992, e nessa época eu trabalhei com milhares de pessoas. Quando utilizo os infoceuticals cerebrais em conjunto com outro infoceutical, chamado Liberator, a velocidade e a profundidade da limpeza é incrível e muito rápida.

Harry também desenvolveu uma máquina que pode ser utilizada por um praticante treinado, chamada "NEs miHealth", que utiliza estimulação elétrica e um elemento único de transmissão para enviar mensagens específicas a fim de corrigir o campo do corpo humano, ajudando, dessa forma, as pessoas em sua jornada de volta ao bem-estar.

O NES miHealth combina três tecnologias poderosas comprovadas que surgiram depois de décadas de pesquisas: o *software* NES Matching, o NES Information Imprinting e o Russian Adaptive Eletro Stimulation. Teoricamente, você pode colocar esse equipamento em qualquer local de seu corpo, conectar a seu computador e ver na tela uma imagem animada de seu corpo mostrando destacadas as áreas que podem ter problemas para que sejam tratadas. Se você tiver o *scanner* Human Body-Field, pode tratar diretamente aquela região por meio do Informational Eletro Stimulation ou aperfeiçoar sua área de tratamento com o localizador específico e utilizar o modo de autotratamento do NES miHealth para verificar quando o tratamento surtiu efeito.

As pesquisas atuais e os resultados por trás das tecnologias são muito surpreendentes, e os estudos NES está realizando muito sobre a eficácia do miHealth. Eles obtiveram enorme sucesso com a equipe olímpica da Hungria nos Jogos Olímpicos de Londres, em 2012, que terminou em nono lugar no quadro de medalhas, em comparação com o 21º lugar obtido em 2008.

> *"O efeito do NES miHealth tanto no bem-estar mental como físico dos atletas tem sido realmente ótimo. Nós utilizamos o equipamento para reabilitação, alívio de dores, rejuvenescimento, alívio de estresse e recuperação. Os psicólogos esportivos e psicoterapeutas utilizaram o NES miHealth como parte de sua rotina de tratamento com a equipe – e todos estamos convencidos de que é ele quem melhorou o desempenho e as conquistas."*
>
> *– Agota Lenart, psicóloga esportiva húngara*

Mais pesquisas sobre NES podem ser consultadas em <www.neshealth.com/research>. Em 2012, o NES-Health e a Desobstrução Energética Avançada realizou um estudo para determinar a eficácia do tratamento utilizando os infoceuticals cerebrais com os clientes. Os resultados foram muito impressionantes, e descobrimos que com 60 clientes houve um benefício significativo comprovado estatisticamente ao utilizar o equipamento para encontrar IDIS e limpar a energia retida, resultando na retomada do bem-estar os clientes. Esse equipamento tem o poder de revolucionar a maneira na qual os cuidados de saúde são realizados.

O NES também produziu o NEStrition (NES e Nutrição), no qual a informação NES é combinada com as vitaminas e os minerais mais essenciais. O resultado são suplementos, cujos efeitos são de duas a quatro vezes maiores ao entrar no sistema do corpo e ajudar na cura do que apenas tomar os suplementos (www.neshealth.com). Testes clínicos duplo cegos aleatórios estão sendo realizados para confirmar estas descobertas.

NES Health é realmente revolucionário e está sendo utilizado em todo o mundo por profissionais qualificados, inclusive muitos médicos.

Recentemente, quando estava viajando pela Austrália, conheci Rose Hayman e Cyril Bourke e vi o que penso ser o futuro da medicina energética moderna para as pessoas comuns. O que Cyril e Rose fizeram é combinar toda essa tecnologia incrível e criar um local em que as pessoas comuns podem obter tratamento. Eles o chamam de Zap House. Juntos estamos combinando a Desobstrução Energética Avançada com o trabalho do Zap House para criar um sistema integrado. Um ótimo nome, e com sua abordagem amigável, aberta e acessível, acredito que veremos Zap Houses em todos os cantos do mundo.

Limpando conflitos emocionais com Técnicas de Liberdade Emocional, PNL e Reimpressão da Matriz

Quando se trata de Técnicas de Liberdade Emocional, estas são imperativas para lidar com doenças. Se você não limpar o trauma conflituoso e a emoção oculta que o provocou no passado, há o risco de o conflito reaparecer diversas vezes. Há várias técnicas por aí, mas minhas preferidas são PNL (o estudo da excelência humana) em conjunto com a Time-Line Therapy® (sistema desenvolvido pelo dr. Tad James para limpar conflitos emocionais profundamente localizados e crenças indesejadas em relação a si mesmo). A maioria das pessoas acredita que mudar demanda muito tempo e muitas horas de terapia. Psicólogos e conselheiros acreditam nisso. Não é o caso; um especialista treinado pode limpar uma emoção traumática profundamente localizada em minutos. Uma emoção que as pessoas mantiveram por toda a vida pode desaparecer por completo no momento em que se toma uma xícara de chá.

A Desobstrução Energética Avançada é, na verdade, um sistema desenvolvido que limpa as impressões que fizeram os IDISs acontecerem, utilizando o que obtive nos 20 anos de pesquisas sobre como as pessoas se curam. Trabalhei com Charles Matthew e Tracy McBurney, que utilizou vibrações muito altas de energia para limpar a energia retida. Consegui descobrir o que esses ótimos terapeutas estavam fazendo, e esse é o processo que ensino agora. Mais informações a respeito dele estarão em meu próximo livro *How Can I Heal?*.

Há outras técnicas excelentes que utilizam princípios semelhantes, como Técnicas de Liberdade Emocional, inventadas por Gary Craig, referidas como acupuntura sem agulhas. Elas utilizam leves pancadas na extremidade das linhas do meridiano com ressignificação (uma técnica de PNL) para liberar energia, emoções e crenças que estão presas nas pessoas. Meu amigo e colega Karl Dawson foi um passo adiante; utilizando Técnicas de Liberdade Emocional, ele criou outra chamada Reimpressão da Matriz.

Além disso, Karin Davidson criou a Reconexão da Alma, uma técnica que retorna ao útero e limpa os padrões ocultos que provocaram uma infinidade de problemas. Karin e eu gravamos uma série de DVDs que mostram muitas dessas técnicas sendo utilizadas em conjunto. Visite <www.whyamisick.com> para mais informações.

Adoro as Técnicas de Liberdade Emocional, pois você pode aplicá-las em si mesmo quando estiver vivenciando uma emoção negativa; não precisa de um profissional para fazê-la para si e você pode aplicar a técnica no momento. Você pode parecer um pouco boboca, mas é um pequeno preço a se pagar pelo resultado. Eu particularmente me livrei do eczema em minha mão esquerda por meio das Técnicas de Liberdade Emocional. Embora ainda as utilize, você precisará resolver o principal trauma IDIS e que, em geral, exige uma sessão com um profissional qualificado em Desobstrução Energética Avançada. Depois disso, as Técnicas de Liberdade Emocional podem resolver quaisquer rastros/disparos ou associações.

Há outras técnicas de limpeza emocional e todas elas realizam coisas semelhantes à PNL e às Técnicas de Liberdade Emocional. Algumas são derivadas das Técnicas de Liberdade Emocional, como TAT e Emotrance. Também há a hipnose, que é uma ferramenta brilhante para ajudar clientes a se curarem. Utilizo a hipnose com muitos de meus clientes e também a ensino a eles.

Todas as doenças têm um significado

Na Desobstrução Energética Avançada, temos um mapa que explica muitas coisas, um sistema que pode ajudar qualquer praticante a encontrar facilmente o momento IDIS e limpar seu padrão energético. Nós compreendemos que todas as doenças possuem um significado, e de alguma forma parece fazer resolver o problema de maneira mais tolerável, e nos faz mais propensos a tratar nosso corpo com gentileza e respeito, em vez de pedir a um médico que "mate-a" ou mascare seus sintomas com drogas.

Desenvolver a Desobstrução Energética Avançada foi uma longa jornada, mas aprendi muito nesse período e cumpri a promessa que fiz a mim mesmo enquanto caminhava por aquela colina até a escola, que era descobrir por que doenças debilitantes ocorrem. Acredito que fiz isso e fui além do que imaginava que descobriria, e se minha mãe ainda estivesse viva hoje, esperaria que estivesse orgulhosa de mim, por eu estar disseminando essa informação incrível.

Leitura Recomendada

CHOPRA, Deepak. *Quantum Healing*, Bantam, 1989.

DAWSON, Karl; ALLENBY, Sasha. *Matrix Reimprinting Using EFT*, Hay House, 2010.

FRASER, Peter H.; MASSEY, Harry; WILCOX, Joan Parisi. *Decoding the Human Body-Field*, Healing Arts Press, 2008.

GERSHON, Michael D. *The Second Brain*, HarperCollins, 1999.

LIPTON, Bruce. *The Biology of Belief*, Hay House, 2010.

MCTAGGART, Lynne. *What Doctors Don't Tell You*, Thorsons, 2005.

NORTHRUP, Christiane. *Women's Bodies, Women's Wisdom*, Piatkus, 2009.

PERT, Candace B. *Molecules of Emotions*, Pocket Books, 1999.

SIEGEL, Bernie. *Love, Medicine and Miracles*, Rider, 1999.

SIMONTON, O. Carl; CREIGHTON, James L.; SIMONTON, Stephanie Matthews. *Getting Well Again*, Bantam Books, 1986.

Índice Remissivo

A

Abordagem da Desobstrução Energética Avançada 18, 19, 20, 24, 29, 56, 78, 177, 181, 182, 184

Acetaminofeno 94

Ácido acetilsalicílico 94, 97

Acne 92, 101, 112, 153, 170

Adrenalina (epinefrina) 66, 88, 97

Aids 49

Álcool 57

Al- Darmallawy, Khaled 93

Alergias pele *Ver* problemas cutâneos 9, 74, 102, 103, 113, 114, 115

Alvéolos 150, 152, 172, 173, 174

Analgésicos. *Ver também* aspirina 94

Ansiedade 10, 36, 73, 74, 75, 97, 109, 118, 155

Antibióticos infecção bacteriana, homeopatia e antidepressivos 70, 71, 90, 93, 95, 121, 137, 160, 162, 165, 166, 167, 168, 179, 180

Antifúngicos 90

Anti-inflamatórios 94

Antivirais 90

Artérias coronárias 132, 133

Artrite 10, 94, 112, 147, 152
Asma 10, 103, 112, 115, 120, 121
Aspirina 94, 97
Ataque cardíaco 97, 121
Ataques epiléticos 90, 120, 122, 126
Autoestima 41, 76, 101, 146, 156

B

Bacilo de Koch 169
Bactéria da tuberculose 163, 168
Bactéria Staphylococcus aureus resistente à meticilina 37, 48, 57, 88, 90, 93, 159, 163, 166, 167, 168, 169, 170, 172, 173, 174
Bexiga
  câncer e o sistema nervoso autônomo 178
Bourke, Cyril 33, 184
Brehmer, Hermann 172
Bronquite 67, 83, 95

C

Café 57, 86, 89, 97, 132, 168
Cafeína 89, 94
Campos mórficos 57, 172, 177
Câncer 7, 10, 18, 19, 20, 22, 28, 29, 30, 36, 37, 39, 42, 44, 45, 46, 49, 50, 55, 57, 58, 59, 60, 61, 62, 72, 73, 99, 100, 101, 103, 122, 123, 145, 155, 157, 169, 170, 171
  bexiga
    cervical 178
Câncer cervical 49, 171
Câncer de mama 18, 20, 36, 37, 42, 45, 60, 99, 101, 157

    com linfonodos negativos
      ductal 157
Câncer de próstata 99
Cândida 163
Carne, vermelha 57, 58, 97, 150, 162
Células beta das ilhotas 21
Cerebelo 151, 152, 157, 160, 163, 167, 168, 169, 170
Cérebro 31, 32, 34, 41, 53, 65, 66, 67, 69, 71, 73, 75, 76, 82, 87, 97, 103, 104, 105, 108, 119, 120, 122, 124, 125, 131, 133, 138, 139, 141, 142, 143, 144, 147, 148, 149, 150, 151, 152, 153, 154, 156, 157, 160, 163, 164, 169, 173, 181, 182
Chopra, Deepak 24
Cicatrizes 91, 92, 125, 154, 167, 169
Cinesiologia 27, 114
Cirrose 100
Cirurgia
  e placebos
    para câncer 18, 19, 23, 29, 36, 37, 48, 54, 56, 97, 123, 152, 162, 168
Cocos 171
Codeína 94
Colégio Real de Barbeiros e Cirurgiões 55
Colesterol 57, 133
Condie, Don 105
Conexão corpo-cérebro/comunicação 11, 12, 19, 22, 23, 24, 29, 47, 51, 67, 71, 77, 84, 106, 108, 138, 142, 145, 150, 152, 153
Coração
  ataque cardíaco
    células nervosas
      compreendendo os problemas cardíacos 32, 34, 36, 46, 65, 66, 67, 69, 71, 73, 74, 75, 78, 86, 87, 90, 103, 111, 117, 132, 133, 144, 147, 151, 152, 155, 181, 182
Coreia de Huntington 44
Córtex 75, 76, 141, 142, 149, 150, 151, 152, 153, 155, 157, 160, 164, 167, 168, 169, 171

Ver córtex cerebral 171

Córtex cerebral 149, 150, 151, 155, 157
  micróbios orientados pelo córtex 171

Craig, Gary 9, 184

Crupe 95

D

Danos 10, 50, 131

Darwin, Charles 43

Davidson, Karin 31, 181, 185

Dawson, Karl 5, 9, 11, 12, 31, 62, 185

Desobstrução Energética Avançada 5, 7, 10, 11, 13, 15, 16, 18, 25, 27, 30, 34, 35, 36, 40, 46, 49, 59, 62, 64, 67, 70, 74, 76, 79, 85, 92, 95, 96, 98, 103, 114, 118, 121, 122, 123, 126, 132, 147, 156, 161, 163, 172, 175, 176, 181, 182, 183, 184, 185, 186

Diabetes 10, 20, 21, 44, 57, 67, 112, 147, 152

Diagnóstico errado 55

Diarreia 85, 93, 118, 119, 120, 129, 131, 132, 157, 159, 160, 167

Diuréticos 96, 154

DNA 26, 27, 29, 30, 37, 42, 112

Doença de Crohn 10, 157

Doença de Parkinson 120, 124, 125, 149, 180

Doença dispaos da doença 10, 11, 12, 13, 15, 16, 18, 20, 22, 23, 24, 25, 28, 29, 30, 31, 33, 34, 35, 36, 39, 41, 42, 44, 45, 46, 48, 49, 53, 55, 56, 57, 59, 61, 62, 63, 66, 67, 69, 70, 71, 72, 73, 74, 77, 83, 84, 85, 86, 90, 92, 94, 95, 96, 97, 98, 99, 100, 101, 103, 104, 106, 107, 110, 111, 112, 113, 115, 117, 120, 124, 125, 126, 127, 132, 134, 135, 136, 137, 138, 142, 148, 149, 150, 154, 155, 156, 157, 161, 165, 167, 170, 171, 172, 173, 174, 177, 178, 179, 180, 181

Dores de cabeça 65, 75, 76, 90, 121, 156

Dor nas costas 40, 41

E

Ectoderme 150, 151, 152, 153, 157, 171

Eczema 18, 28, 34, 62, 64, 67, 76, 77, 101, 103, 105, 106, 107, 111, 112, 185

Danos
  e bactérias
    e ataques epiléticos
      e doença de Parkinson 131

Einstein, Albert, Teoria da Relatividade 46

Eletrocardiograma 144

Eletroencefalografia 122

Embriologia
  doença e camadas do germe cerebral 152

Emoções 79, 87, 108, 109, 114, 143, 145, 146, 147, 152, 162, 185

Emotrance 185

Encefalomielite miálgica 135, 137, 138, 140

Endoderme 150, 151, 152, 154

Energética Avançada 5, 7, 10, 11, 13, 15, 16, 17, 18, 25, 27, 30, 34, 35, 36, 40, 46, 49, 59, 62, 64, 67, 70, 74, 76, 79, 85, 92, 95, 96, 98, 103, 114, 118, 121, 122, 123, 126, 132, 147, 156, 161, 163, 172, 175, 176, 181, 182, 183, 184, 185, 186

Energia 15, 21, 30, 31, 32, 33, 34, 36, 59, 62, 66, 71, 73, 75, 82, 87, 88, 91, 95, 96, 97, 104, 105, 113, 119, 122, 123, 135, 136, 137, 138, 139, 140, 141, 142, 143, 145, 155, 163, 174, 183, 184, 185

Enxaquecas 35, 115, 156

Epidemias 176

Esclerose múltipla 10, 102, 112, 149, 171, 180

Estágio de estresse 87

Estágio de Reconstrução 86, 90, 91, 92, 111, 117, 123, 124, 126, 127, 128, 129, 130, 133, 136, 137, 141

Estágio de reparação 89

F

Fadiga adrenal 85

Fator ambiental 44

Fatores ambientais em doenças 44, 57, 132, 134, 138
   efeitos da mudança ambiental em células
      trauma. *Ver* trauma, IDIS
         estresse no ambiente. *Ver também* estresse 138

Fatores de risco 57

Febre do feno 114

Fibrose cística 44

Fígado 36, 61, 100, 101, 123, 133, 148, 150, 151, 169, 171

Filosofias e abordagens divergentes 20, 26

Física/mecânica quântica 10, 12, 21, 27, 34, 46, 78, 134

Física newtoriana 27, 46

Fraser, Peter 31, 33, 34, 60, 65, 104, 144, 182

Funções corporais 92, 122

Fungos
   e o cérebro
      infecções fúngicas 170

G

Genes defeituosos 42, 45

Genética 22, 26, 39, 42, 44, 45

Gershon, Michael D. 163

Glândula da faringe 74, 75, 151, 155

Glândulas 36, 63, 88, 90, 151, 157, 163, 169, 170
   da faringe
      mamárias. *Ver* mamas
         tireide. *Ver* tireoide 170

Glicose 88

Gripe 39, 48, 83, 118, 135, 136

H

Hamer, Geerd 31, 99
Hayman, Rose 33, 184
Hemisférios 107
Hepatite 100
Hepatoma 100
Hereditariedade 44
Hering, Constantine 121
Hérnia de disco 67, 156
Herxheimer, Karl 121, 122
Hipertireoidismo 75, 85
Hipnose 124, 185
Homeopatia 31, 55, 121, 165, 181, 182
HPV (papilomavírus humano) 49, 171

I

Ibuprofeno 94
Impressão energética 36, 65, 69
Inconsciente 66, 74, 86, 89, 109, 110, 111, 112, 125, 126
   inteligência do
     e teoria das partes
       e reações/processos 137
Indústria farmacêutica 18, 19, 24, 49, 78, 179, 180
Inesperado 59, 60, 62, 136
Infertilidade 57, 156
Infoceutical Liberator 33, 182
Insônia 41, 84, 88, 132
Insulina 21, 148
Interruptor 97, 118, 119, 125, 131, 138, 142, 156, 172

Intestino 10, 28, 58, 62, 65, 73, 87, 90, 91, 92, 93, 100, 101, 103, 112, 123, 131, 148, 151, 156, 162, 163, 166, 167
flora
infecção e incapacidade de digerir. *Ver também* trato digestivo intestinos
e o sistema nervoso autônomo 169
Israel 21

J

James, Tad 30, 33, 109, 184, 187
Jarisch, Adolf 121
Jung, Carl Gustav 109

K

Kulik, George 99

L

Lanka, Stefan 49
Laringe 81, 82, 91, 171
Laringe ulcerada 81
Laringotraqueobronquite 95
Leucemia 95, 100
Ligação mente-corpo. *Ver* ligação mente-corpo 25, 69, 77, 79, 137
Limpeza 55, 159, 160, 163, 166, 170, 178, 181, 182, 185
Lipton, Bruce 9, 27, 42, 45, 62, 78, 99

M

Mama
  Ver câncer de mama 18, 20, 36, 37, 42, 45, 60, 99, 100, 101, 157
Mania 73
Má nutrição 66
Mãos, condutoras e não condutoras 24, 29, 66, 71, 87, 90, 106, 107
Massey, Harry 182
Matthew, Charles 33, 184
McBurney, Tracy 184
McTaggart, Lynne 100, 177
Medicamentos. *Ver* drogas, medicinais 23, 40, 94, 132, 173
Medicina de emergência 53, 180
Medicina, tradicional 15, 18, 22, 24, 25, 26, 27, 28, 29, 30, 45, 46, 47, 49, 50, 53, 54, 55, 56, 57, 58, 64, 71, 78, 79, 95, 100, 142, 143, 145, 150, 152, 154, 157, 177, 178, 179, 180, 181
  como negócio. *Ver também* indústria farmacêutica 184
Medo 61, 92, 95, 97, 148, 153, 154, 159, 167, 172, 173, 174, 175
  da morte
    e tuberculose 176
Medula espinhal 163, 167, 169, 170
  micróbios orientados pela medula espinhal 170
Melanoma 67, 170
Membranas Celulares 82
Mente-corpo 25, 29, 47, 69, 77, 79, 137, 142, 143, 145
Mesoderme 150, 151, 152, 153, 157
META-Medicina® 31
Metástase 36, 54, 100
Micróbios 36, 88, 90, 93, 94, 150, 157, 159, 160, 161, 163, 164, 165, 166, 167, 168, 169, 170, 171, 177, 178
  bactérias. *Ver* bactéria e o cérebro
    fungos. *Ver* fungos

teoria do germe 178

Micróbios orientados pelo cerebelo 36, 88, 90, 93, 94, 150, 157, 159, 160, 161, 163, 164, 165, 166, 167, 168, 169, 170, 171, 177, 178

Microscopia de campo escuro 164

Moss, Ralph 19, 20

Mucosa brônquica 151

Müller, Hartmut 33

Músculos 34, 56, 63, 65, 87, 88, 91, 124, 133, 134, 144, 151, 153, 163, 173

Músculos cardíacos. *Ver também* coração 56, 134

N

Necrose 73, 75, 88, 161, 164, 170

Neuropeptídios 27

Newton, Sir Isaac 27

Northrup, Christiane 24

O

Obesidade 57, 112

Olhos, e o sistema nervoso autônomo 12, 15, 23, 36, 81, 106, 112, 120, 150, 151, 153

Ondas elétricas 144

Ossos 36, 54, 61, 91, 100, 101, 153, 155, 156, 163, 170
  câncer nos ossos 180

Osteoporose 100, 112, 163

P

Pâncreas 21, 148, 150, 151, 153

Paracetamol 94

Paranoia 73

Parasitas 88, 90, 138, 162

Pasteur, Louis, teoria do germe 55, 57, 161, 179

Penfield, Wilder 149

Penny Brohn Cancer Care 47

Pensamento 12, 15, 26, 44, 78, 87, 142, 144, 145
  afetado por um IDIS
  e bioquímica
    obsessivo 145

Pensamento obsessivo 87

Perda, e alergia alimentar 59, 60, 62, 64, 65, 67, 85, 87, 88, 98, 109, 131, 133, 146, 156, 170

Perls, Fritz 109

Pert, Candace 79

Pico 5, 85, 86, 90, 91, 92, 93, 94, 97, 98, 99, 101, 111, 115, 117, 118, 119, 120, 121, 122, 123, 124, 125, 126, 127, 128, 129, 130, 131, 132, 133, 135, 136, 137, 138, 155, 156, 166, 176

Placebos 47, 79

PNL (programação neurolinguística) 30, 31, 32, 40, 41, 70, 109, 161, 184, 185

Pollack, Andrew 28

Pollmer, Udo 162

Praticantes 126, 181

Prednisolona 154

Pressão sanguínea 57, 85, 87, 90
  baixa
    elevada 143

Primórdios 30, 35, 55

Problemas cutâneos

cicatrizes
  com problemas de separação
    reação de Herxheimer 180
Problemas de separação/ansiedade 153
Problemas relacionados ao sistema reprodutor 9, 147, 152
  infertilidade 153
Produtos de limpeza 160
Programação neurolinguística (PNL) 30
Projeto Genoma Humano. *Ver também* DNA 46
Prozac 47, 143
Pulmões 61, 72, 88, 95, 101, 151, 152, 169, 171, 173
  alvéolos
    e o sistema nervoso autônomo
      tumor no pulmão e medos da morte na infância 174

Q

Quimioterapia 19, 20, 36, 37, 45, 50, 54, 55, 60, 61, 72, 100, 122, 145, 146, 173
  e diagnóstico errado 178

R

Radiação 18, 36, 37, 49, 50, 58
Radioterapia 19, 100
Reação de Herxheimer 121
Reconexão da Alma 185
Reiki 181
Reik, Wolf 26
Reimpressão da Matriz 10, 11, 31, 96, 181, 184, 185
Remédio de emergência 130, 131
Remissão espontânea 120

Resfriados 83, 132

Resolução 65, 125, 153

Ressonância magnética funcional rins 41, 56, 105
  e a mesoderme cerebral
  e o sistema nervoso autônomo
    síndrome do túbulo coletor do rim 146

Reversão 85, 89, 117, 155, 169, 177

Reversão do IDIS 85, 86, 89, 93, 95, 96, 111, 124, 126, 127, 128, 129,
  130, 133, 136, 156, 163, 166, 172

S

Segerstrom, S. e Miller, G. 58

Seios 37, 57, 62, 63

Serotonina 143

Sheldrake, Rupert 177

Siegel, Bernie 46, 47, 72

Simonton, Karl 24

Síndrome da fadiga crônica 10, 11, 12, 85, 135, 136, 140

Síndrome do intestino irritável 10, 28, 101, 103, 112, 156, 163

Síndrome nefrótica 154

Sistema de alerta antecipado 105

Sistema nervoso 83, 84, 86, 87, 89, 98, 109, 111, 117, 144, 146
  e dos dois sistemas da doença
    parassimpático
      simpático 151

Sistema nervoso parassimpático 83, 86, 89, 98, 111, 117

Sistema nervoso simpático 83, 86, 87, 98, 111, 117

Sistema NES 60, 181, 182
  infoceuticals

NES miHealth 182
Stephanie-Hunyady, Diana 96
Sweet, Anne 123

T

Tabagismo 20, 57, 134
Taquicardia 85
Técnicas de Liberdade Emocional (EFT) 9, 12, 55, 96, 181, 184, 185
Tendão do calcâneo 161
Teoria da Relatividade de Einstein 46
Teoria do germe 57, 179
Terapia Gestalt 109
Terapia hormonal 19
Terapia Time-Line® 18, 19, 46, 61, 71, 109, 114, 181, 184
Tireoide 75, 141, 142
  dutos tireoglossos 142
Tiroxina 75, 142
Tomografia por emissão de pósitrons 54, 55
Tomografias 31, 32, 65, 73, 104, 154, 157, 168
Tomografias computadorizadas 31, 32, 65, 73, 104, 157
Toxinas 49, 50, 121, 122, 168
Transtorno do estresse pós-traumático 11, 13, 31, 36, 105, 146, 147, 148, 152
Tratamento de doenças.
  Ver também quimioterapia; drogas, medicinais; radiação, cirurgia 17
Trato digestivo 63, 87, 148, 152
Trauma, IDIS (inesperado, dramático, isolado, sem estratégia) 11, 12, 41, 47, 55, 59, 60, 61, 62, 63, 64, 65, 66, 67, 69, 73, 74, 76, 77, 81, 82, 83, 84, 87, 89, 92, 94, 95, 98, 100, 103, 104, 108, 109, 113, 114, 123, 126, 134, 140, 149, 161, 162, 167, 172, 173, 177, 184
  acontecimentos
    de diagnóstico

definido 185
Tri-iodotironina 142
Tsai, Guochuan 105

V

Vacina BCG 173, 178
Varíola 22, 49, 161, 171
Vinagre 168
Vírus 21, 36, 37, 48, 49, 57, 82, 88, 90, 93, 100, 118, 130, 150, 157, 159, 160, 164, 166, 171, 176

W

Wagner, Moritz 4, 43
Wolfe, Milo 104

Z

Zap House 184
Zumbido 98

Leitura Recomendada

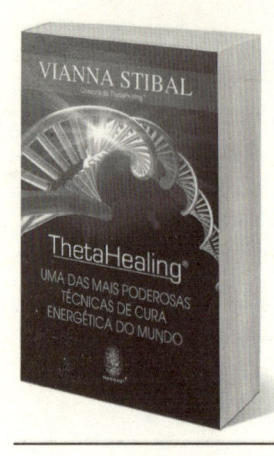

THETAHEALING®
Uma das Mais Poderosas Técnicas de Cura Energética do Mundo

Vianna Stibal

A ciência moderna está chegando a uma era de iluminação. Novas vias de pensamento estão emergindo, e a visão antiga de que a mente e o corpo são separados está se desintegrando. A consciência de que as emoções, os sentimentos e o poder do pensamento têm uma relação de sustentação e influência direta em nossa saúde física está se tornando parte do pensamento dominante.

THETAHEALING® AVANÇADO
Utilizando o Poder de Tudo o que É

Vianna Stibal

Em seu primeiro livro, Vianna Stibal, a criadora do ThetaHealing®, apresentou esta técnica incrível para o mundo. Baseado em milhares de sessões com os clientes que experimentaram curas notáveis com Vianna, esse acompanhamento abrangente é uma exploração em profundidade do trabalho e dos processos centrais para ThetaHealing®.

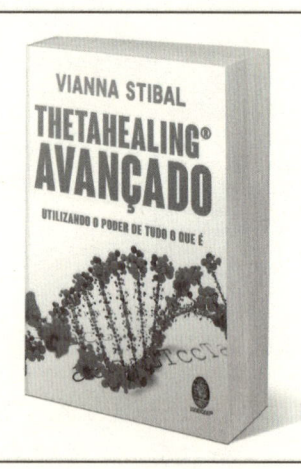

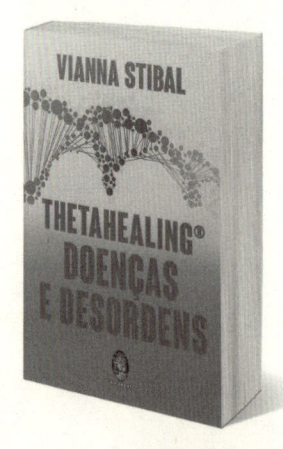

THETAHEALING® DOENÇAS E DESORDENS
Vianna Stibal

Esse é um guia definitivo para liberação das doenças a partir de uma perspectiva intuitiva, sendo complementar aos livros de DNA Básico e DNA Avançado de ThetaHealing, que introduziram esta técnica de cura surpreendente e suas poderosas aplicações para um público global. A ferramenta de referência perfeita para aqueles já familiarizados com o passo a passo do ThetaHealing. Aqui estão todos os programas, sistemas de crenças, percepções intuitivas, remédios e suplementos que Vianna foi encontrando como útil em certas doenças e desordens, com base na experiência em mais de 47 mil sessões com clientes.

www.madras.com.br

Leitura Recomendada

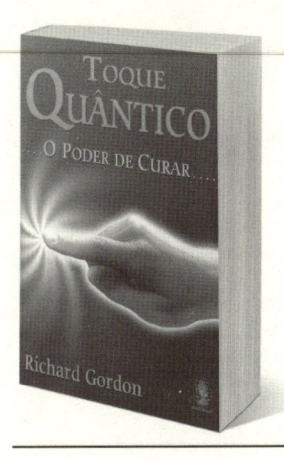

Toque Quântico
O Poder de Curar

Richard Gordon

Todos os seres humanos possuem poderes naturais que podem passar despercebidos durante toda a sua existência, ou serem desenvolvidos por meio de métodos científicos. Richard Gordon mostra em *Toque-Quântico — O Poder de Curar* que a possibilidade da cura está literalmente em nossas mãos. Ele demonstra que, empregando apenas um toque em si mesmo ou em outras pessoas, é possível ao ser humano acelerar profundamente a resposta de cura do próprio corpo.

Toque Quântico 2.0
O Novo Homem – Descoberta e Formação

Richard Gordon, Chris Duffield, Ph.d e Vickie Wickhorst, Ph.D

Dividido em quatro partes, esta obra explora o Toque Quântico 2.0 de maneira fascinante, com técnicas e exercícios que poderão ajudá-lo a ter uma nova compreensão prática bem ampla do que é o ser humano e do que ele é capaz de fazer. Ao exercitar e explorar essas capacidades, você se tornará aquilo que é chamado aqui de "Novo Homem", ou seja, alguém que vive e age em um nível de realidade mais profundo, vasto e pleno.

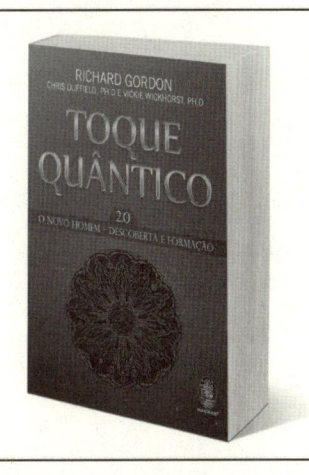

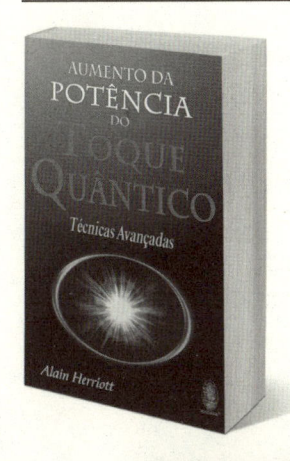

Aumento da Potência do Toque Quântico
Técnicas Avançadas

Alain Herriot

Esse é um livro prático e avançado que tem como base a aula de Aumento da Potência do Toque Quântico, que ensina aos alunos do Toque Quântico como aumentarem rapidamente a eficácia e a efetividade de suas sessões de cura com resultados duradouros. Alain Herriott apresenta novos métodos por meio de uma conversa com instruções passo a passo, de forma que você possa aprender a equilibrar seu sistema, despertar suas habilidades perceptivas e aprofundar sua capacidade de ajudar os outros.

www.madras.com.br

Leitura Recomendada

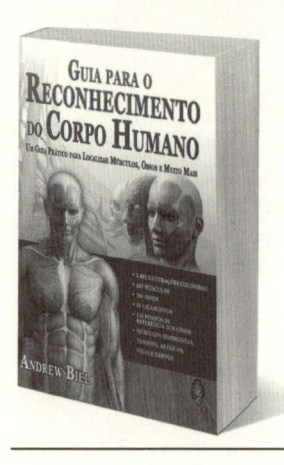

GUIA PARA O RECONHECIMENTO DO CORPO HUMANO

Um Guia Prático para Localizar Músculos, Ossos e Muito Mais

Andrew Biel

Esse é um guia fascinante e prático para localizar músculos, ossos e muito mais! Antes de avaliar ou tratar uma estrutura no corpo humano, você precisa primeiramente localizá-la. Projetado como uma "viagem com as mãos", *Guia para o Reconhecimento do Corpo Humano* irá ensiná-lo como apalpar as estruturas do corpo de modo fácil e preciso.

LIMPEZA DO FÍGADO E DA VESÍCULA

Uma Poderosa Ferramenta de Autoajuda para Aumentar sua Saúde e seu Bem-estar

Andreas Moritz

Este livro propõe, então, uma explicação clara sobre as causas da formação dos cálculos biliares no fígado e na vesícula; também mostra por que essas pedras podem ser as responsáveis pelas enfermidades mais comuns ou pelas mais graves que nos afligem no mundo atual, como artrite, diabete, câncer e doenças coronárias.

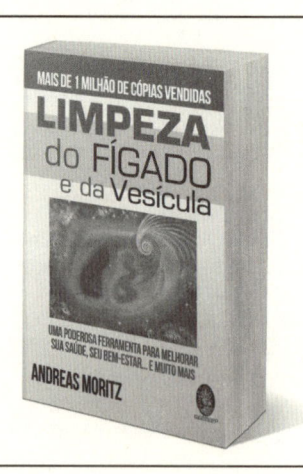

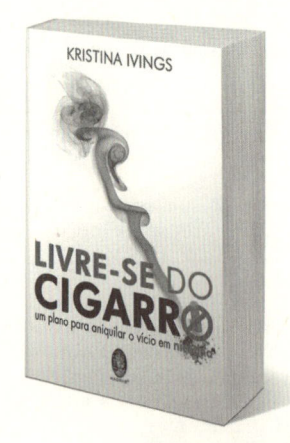

LIVRE-SE DO CIGARRO

Um plano para aniquilar o vício em nicotina

Kristina Ivings

Muita gente passa grande parte de sua vida lutando para se livrar do vício em nicotina. O cigarro é o grande responsável por desconforto e doenças que enfrentam. Com o intuito de ajudar essas pessoas, a dra. Kristina Ivings escreveu *Livre-se do Cigarro*.
Este livro explica por que é tão difícil parar de fumar, por quais motivos as pessoas fumam e quais passos devem ser tomados para vencer esse mal.

www.madras.com.br

MADRAS Editora® — CADASTRO/MALA DIRETA

Envie este cadastro preenchido e passará a receber informações dos nossos lançamentos, nas áreas que determinar.

Nome _____
RG _____ CPF _____
Endereço Residencial _____
Bairro _____ Cidade _____ Estado ____
CEP _____ Fone _____
E-mail _____
Sexo ❏ Fem. ❏ Masc.   Nascimento _____
Profissão _____ Escolaridade (Nível/Curso) _____

Você compra livros:
❏ livrarias   ❏ feiras   ❏ telefone   ❏ Sedex livro (reembolso postal mais rápido)
❏ outros: _____

Quais os tipos de literatura que você lê:
❏ Jurídicos   ❏ Pedagogia   ❏ Business   ❏ Romances/espíritas
❏ Esoterismo ❏ Psicologia ❏ Saúde   ❏ Espíritas/doutrinas
❏ Bruxaria   ❏ Autoajuda   ❏ Maçonaria   ❏ Outros:

Qual a sua opinião a respeito desta obra? _____
_____

Indique amigos que gostariam de receber MALA DIRETA:
Nome _____
Endereço Residencial _____
Bairro _____ Cidade _____ CEP _____

Nome do livro adquirido: ***Por Que Estou Doente?***

Para receber catálogos, lista de preços e outras informações, escreva para:

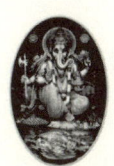

MADRAS EDITORA LTDA.
Rua Paulo Gonçalves, 88 – Santana – 02403-020 – São Paulo/SP
Caixa Postal 12183 – CEP 02013-970 – SP
Tel.: (11) 2281-5555 – Fax.:(11) 2959-3090
www.madras.com.br

MADRAS® Editora

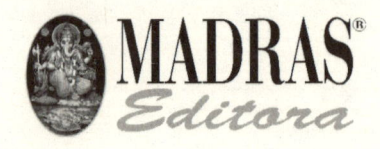

Para mais informações sobre a Madras Editora, sua história no mercado editorial e seu catálogo de títulos publicados:

Entre e cadastre-se no site:

www.madras.com.br

Para mensagens, parcerias, sugestões e dúvidas, mande-nos um e-mail:

marketing@madras.com.br

SAIBA MAIS

Saiba mais sobre nossos lançamentos, autores e eventos seguindo-nos no facebook e twitter:

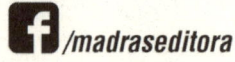

@madrased

/madraseditora